CONCLUSIONS STATISTIQUES

CONTRE LES DÉTRACTEURS

DE LA VACCINE

PRÉCÉDÉES

D'UN ESSAI SUR LA MÉTHODE STATISTIQUE

APPLIQUÉE A L'ÉTUDE DE L'HOMME

PAR

LE Dr BERTILLON

Lauréat de l'Académie de médecine, médecin de l'hospice de Montmorency

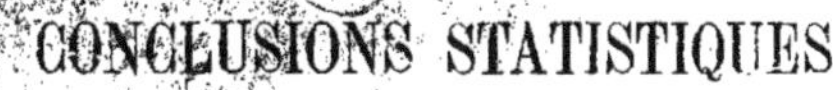

« Le nombre est... la mesure de l'expérience. »
(BABER.)

PARIS

LIBRAIRIE DE VICTOR MASSON

PLACE DE L'ÉCOLE-DE-MÉDECINE, 17

1857

CONCLUSIONS STATISTIQUES

CONTRE LES DÉTRACTEURS

DE LA VACCINE

Paris. — Imprimerie de L. MARTINET, rue Mignon, 2.

CONCLUSIONS STATISTIQUES

CONTRE LES DÉTRACTEURS

DE LA VACCINE

PRÉCÉDÉES

D'UN ESSAI SUR LA MÉTHODE STATISTIQUE

APPLIQUÉE A L'ÉTUDE DE L'HOMME

PAR

LE Dr BERTILLON

Lauréat de l'Académie de médecine, médecin de l'hospice de Montmorency.

Le nombre est... la mesure de l'expérience.
(RAYER.)

PARIS

LIBRAIRIE DE VICTOR MASSON

PLACE DE L'ÉCOLE-DE-MÉDECINE, 17.

1857

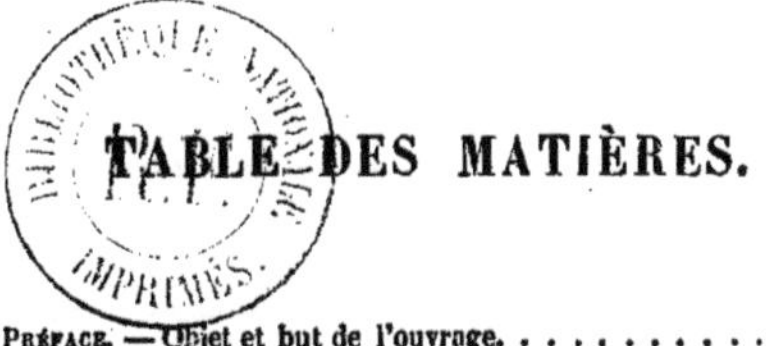

TABLE DES MATIÈRES.

A

FIN DE LA TABLE.

Index des signes et de leur valeur.

Quelques abréviations en usage chez les statisticiens ont été employées dans ce livre, particulièrement dans les notes justificatives. Bien que nous ayons pris soin, dans le cours du volume, d'indiquer la valeur de ces signes, nous en donnons ici le résumé.

P — Population moyenne.

P' — Population moyenne mâle.

P'' — Population moyenne féminine.

$P_{n..m}$ — Population comprise entre l'âge n et l'âge m : par exemple, $P'_{20..25}$, Population mâle âgée de 20 à 25 ans, etc.

D — Nombre moyen annuel des décès.

D' —   —   décès masculins.

D'' —   —   décès féminins.

$D_{n..m}$ —   —   décès compris entre l'âge n et l'âge m: par exemple, $D'_{20..25}$, nombre annuel des décédés mâl âgés de 20 à 25 ans.

$P_{n..\infty}$ et $D_{n..\infty}$ — Population et décédés de l'âge n et au delà.

N — Nombre moyen annuel des naissances (mort-nés compris).

N' —   —   des naissances masculines.

N'' —   —   des naissances féminines.

ND —   —   des mort-nés.

S_0 — Survivants après l'accouchement, ou les naissances sans les mort-nés.

$S_1, \ldots, S_2, S_{20}, \ldots$, etc., Nombre des survivants à l'âge de 1, 2, ..., 20 ans, ou Nombre de ceux qui *achèvent* leur première, leur seconde, ..., leur vingtième année.

C — Danger de mort ou Coefficient de mortalité ; $C'_{n..m}$, Coefficient de mortalité des mâles dont l'âge est compris entre n et m ; $C''_{n..m}$, même valeur pour les femmes.

V_{15} et V_{45} ont été employés par erreur, pages 192 et 193, au lieu de S_{15} et S_{45}.

V_m — Vie moyenne.

PRÉFACE.

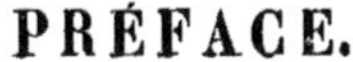

La vaccine a été l'occasion de ce livre ; elle en retirera, nous l'espérons, quelques avantages : c'est ainsi qu'en a jugé l'Académie de médecine. Mais, nous en devons l'aveu au lecteur, elle n'a pas été la pensée intime qui nous a surtout échauffé et soutenu dans un travail qui est loin de représenter par son volume tout ce qu'il nous a coûté de recherches, de temps et d'efforts. La vaccine a été l'héroïne nominale de l'œuvre, mais non uniquement celle de l'auteur. Sans doute le cow-pox est un prophylactique précieux ; il y a cependant, selon nous, quelque chose de plus précieux que la découverte d'un fait, d'un remède, même d'un prophylactique, c'est celle d'une *méthode* de travail, d'*investigation*.

Descartes a donné au monde sa méthode de recherche, le *doute* et la déduction métaphysique. Il a doté aussi les mathématiques et la physique de découvertes du premier ordre. S'il eût fallu pourtant que tous ses travaux fussent perdus, sauf un seul, hésiterait-on dans le choix de celui qu'il eût été désirable de conserver ?

Lavoisier a donné à la chimie des découvertes immortelles, une théorie admirable. Cependant M. Dumas n'hésite pas à dire que ce qui a été encore plus précieux, plus fécond pour la science, c'est qu'il a fait adopter à la chimie un petit et modeste *instrument d'investigation, la* BALANCE.

Et dans le domaine des sciences médicales, l'auscultation, la percussion ne sont-elles pas, comme moyens d'investigation, des découvertes infiniment plus fructueuses que tous les autres travaux de leurs illustres auteurs?

Cela est évident : c'est dire qu'une source de découvertes vaut mieux qu'une découverte, comme une mine d'or vaut mieux qu'un morceau d'or. Selon nous, la vaccine est le morceau d'or, mais la méthode statistique est la mine.

C'est donc surtout le désir de mettre en honneur la statistique négligée qui nous a soutenu dans le travail; c'est l'espoir de faire sentir la puissance de cette méthode de recherche et d'analyse à ceux que leurs études et leur profession mettent à même d'en retirer le plus grand fruit.

Nous n'avons, on le pense bien, nulle prétention à l'invention. La méthode statistique a été souvent employée avec succès dans diverses sciences, en astronomie, en physique, en finances, en économie politique et même quelquefois en hygiène publique.

A-t-elle été appliquée à la médecine? Nous osons en douter, tant nous distinguons, avec M. le professeur Gavarret, la méthode numérique de la méthode statistique.

Le génie du numérisme, tel qu'il a été appliqué par ses célèbres promoteurs, c'est la précision, c'est la substitution, fort louable d'ailleurs, de la mesure et du chiffre à la sensation indéterminable par le langage, et par suite vague et fugitive : le génie de la méthode statistique, l'idée fondamentale autour de laquelle se groupent toutes les autres, c'est la détermination des VALEURS MOYENNES, l'étude de ces moyennes, de leurs oscillations, etc.

Nous croyons donc que la méthode statistique n'a encore été que fort peu appliquée aux recherches médicales, notamment à celles de la thérapeutique ; et nous ajoutons (c'est pour nous une conviction vive et ardente) que nulle branche des connaissances humaines n'a plus à attendre de cette application que la science médicale.

Malheureusement la statistique ne peut guère être appliquée à la médecine que sous l'action des volontés collectives, et à la condition expresse que les médecins se livreront à l'étude préalable de cette *méthode d'analyse.*

Nous avons donc aspiré à ce que notre travail pût favoriser un mouvement si désirable.

En prenant la vaccine pour exemple des investigations auxquelles la statistique donne lieu pour arriver à la vérité, nous devrons à **M. H. Carnot** ce bonheur, de pouvoir montrer du même coup les aberrations auxquelles on arrive quand on prétend se servir de cette méthode sans en connaître les règles. Ainsi, en joignant à la partie positive, ou institution des principes, la partie négative, ou réfutation des erreurs, nous espérons donner, sans sortir de notre sujet, une idée juste de la MÉTHODE STATISTIQUE APPLIQUÉE A L'ÉTUDE DE L'HOMME. Telle a été du moins notre constante préoccupation.

C'est pour cela que nous nous sommes particuliére-
ment étendu sur les changements survenus depuis un
siècle dans la chance de vie et de mort propre à chaque
âge. Ce sont des questions curieuses et pleines d'intérêt;
plus de la moitié de notre livre leur est consacrée, et
nous aurions pu lui donner pour titre : *Étude des
mouvements de la mortalité à chaque âge depuis un
siècle.*

INTRODUCTION.

—

ESSAI

SUR LA MÉTHODE STATISTIQUE.

I.

Son emploi dans les sciences naturelles et médicales ; importance des
valeurs moyennes.

> « Les nombres appliqués à des faits vrais, c'est
> l'observation multipliée par elle-même. »
>
> (MALGAIGNE.)

Les phénomènes de la nature sont si complexes, que
sans l'analyse ils eussent toujours échappé à la science ;
l'homme fût demeuré dans un état de contemplation
éternelle devant le magnifique ensemble de la création ;
il eût épuisé la sensation sans arriver à la connaissance.
Mais l'analyse, en isolant momentanément un objet, en
concentrant sur lui l'attention éparpillée sur tous, en
permettant de le soumettre à toutes les épreuves dont il
est susceptible, a permis d'arriver à l'étude, et par l'étude
à la science positive.

1*

La première méthode d'analyse qui s'est naturellement présentée a été de considérer isolément chaque objet, de le soumettre à nos sens sous toutes ses faces, et d'en étudier ainsi chaque propriété. Cette méthode a suffi toutes les fois que le volume, que l'étendue de l'objet d'étude, que l'intensité de son action suffisaient pour que nos sens en fussent nettement affectés. Ainsi ont été satisfaits les premiers besoins. Mais bientôt l'homme a rencontré pour limite de son travail l'imperfection de ses organes : le sarcopte de la gale, la sporule du cryptogame, qui échappent à l'œil nu, ont trahi leur existence par leurs effets; le microscope devenait nécessaire, il a été trouvé, et il a considérablement agrandi le champ de nos investigations. Les calomnies, les essais maladroits, les fins de non-recevoir n'y ont rien fait : de gré ou de force, le merveilleux instrument est devenu un outil indispensable à l'anatomiste et au physiologiste. Car en faisant pénétrer l'œil avec le scalpel dans les entrailles de la création qui lui étaient fermées, il a reculé presque indéfiniment les limites de l'analyse et multiplié à proportion sa puissance.

Voilà le progrès accompli depuis peu pour l'examen de la matière. Mais quel microscope grossira certaines propriétés dont la perception n'est plus du domaine de l'optique, et qu'il ne nous importe pas moins de reconnaître? Ainsi, pour contenir le sujet dans les questions médicales, quel moyen d'apprécier, par exemple, les influences géologiques sur la santé? Sans doute si ces influences sont très intenses; si, comme celles des contrées marécageuses, non-seulement elles altèrent la santé, mais encore font naître des affections spéciales, les méthodes simples d'analyse suffiront pour apprécier l'existence : mais si l'influence est moins brutale, si la modification

qu'elle cause n'a pas un caractère spécial qui la distingue
de toutes les autres, elle passera inaperçue. Telles sont
probablement les influences géographiques, géologiques,
celle des sexes, etc., qui échappent, non sans doute aux
considérations hypothétiques, mais certainement aux appré-
ciations positives de la science. Quel ouvrage de physiologie, d'hygiène ou de médecine, m'instruira de l'influence
des sexes sur la santé, sur la gravité des maladies, sur la
mortalité? Et pourtant cette influence existe : elle est considérable, constante, elle se manifeste *dès la naissance ;*
cependant elle a toujours échappé à la méthode d'analyse qui procède par examen individuel et qui est à peu
près exclusivement employée en médecine. C'est que l'in
fluence du sexe, surtout dans les premières années de la
vie, se perd dans l'ensemble très complexe des autres
modifications propres à l'individu, ensemble qu'on désigne
sous le nom de tempérament. Aussi l'analyse, qui procède
par séparation, par l'étude de l'unité, demeure impuissante; et l'effet qu'elle veut étudier reste perdu dans le
chaos des influences individuelles. Quel scalpel pourra
isoler des propriétés si intimement unies? Quel est le microscope qui, grossissant une influence légère, mais importante par sa persistance et par son étendue, la rendra
visible à tous les entendements?

Eh bien! le sagace instrument existe, il est découvert:
que les naturalistes et les médecins veuillent en prendre
connaissance et s'en servir; il n'attend que cela pour reculer la puissance de l'analyse jusqu'à des limites dont on
n'a aucune idée, pour apporter la précision dans des connaissances qui jusqu'à ce jour n'ont pas perdu le caractère
de sciences conjecturales.

Cet instrument, c'est la science des grands nombres qui
le fournit : son nom est la statistique.

Donner la démonstration complète de sa puissance, entrer dans les détails sur les procédés qui lui sont propres, c'est un travail étendu que nous nous proposons d'effectuer un jour si les forces ne nous manquent : mais il ne peut entrer dans cette introduction.

Ce sera assez, pour fixer les idées et donner un corps à nos généralités, de produire quelques exemples qui feront juger des services que peut et doit rendre la science nouvelle.

Nous demandions à l'instant quelle est l'influence du sexe sur la mortalité de l'enfance. Si pour être renseignés nous ouvrons les ouvrages qui font autorité, ceux qui ont paru le plus récemment sur les maladies de l'enfance, qu'y trouverons-nous ?

M. Barrier nous apprend que « *la différence de sexe* lui paraît *peu importante chez les enfants*, et que, à l'exception de quelques maladies qui siégent sur les organes génitaux, la plus grande analogie paraît exister entre les maladies des garçons et celles des filles. » (*Maladies des enfants*, introd., p. 29.) D'autres auteurs, dans leurs généralités sur les maladies de l'enfance, n'ouvrent même pas la bouche sur la différence des sexes : c'est ainsi que M. Bouchut, dans son *Traité pratique des maladies des nouveau-nés*, ne fait dépendre leur mortalité que du climat, de l'âge et des dispositions héréditaires. Même lacune chez MM. Rilliet et Barthez, savants auteurs de l'ouvrage le plus complet sur l'enfance, d'un ouvrage dont nous apprécions les tendances et les richesses. Eh bien! ces célèbres médecins, dans leurs considérations générales sur les diverses influences propres à l'enfance, n'ont pas jeté un seul regard sur la différence des sexes. C'est qu'en effet la physiologie classique nous apprend à considérer le nouveau-né comme un être chez lequel l'influence sexuelle est nulle : pour la science, telle qu'elle est encore aujourd'hui, les organes du sexe sont une force en puissance, mais en léthargie, pour plusieurs années, et par conséquent sans influence sur la vitalité du nouveau-né.

Voilà le fruit de tant de siècles d'observations, mais, notons-le, d'observations individuelles et éparses.

Interrogeons maintenant la statistique, méthode néo d'hier, qui manque encore de presque tous les documents qu'elle réclame. Mettant néanmoins à profit le peu qu'elle possède, voyons ce qu'elle pourra répondre.

Rapport des décès de chaque sexe, à l'âge de 0 à 1 an (1).

PAYS ET AUTEURS.	Masc.	Fém.
France, fin du xviiiᵉ siècle, documents réunis de Moheau, p. 210, Messance, p. 15-18, et Dupré Saint-Maur (Buffon).................	0,557	0,443
France, période 1817-31, Demonferrand.....	0,545	0,455
France, période 1840-49, X. Heuschling.....	0,550	0,450
Suède, 1757-63.....) Beraettelse (......	0,540	0,460
Suède, 1816-23..... } (document }	0,540	0,460
Suède, 1841-50.....) officiel). (......	0,538	0,462
Belgique, 1841-50 (document officiel).......	0,560	0,440
Pays-Bas, 1840-51, Bevolkingtafelen........	0,538	0,462
Angleterre, 1838-44, *Registr. gen*..........	0,554	0,446
Moyenne....	0,541	0,458

Ce tableau est saisissant : dès les premiers mois de la vie, on compte 6 décès masculins pour 5 féminins; et l'on méconnaît l'influence du sexe sur la mortalité des enfants! Pour nous assurer mieux de cette influence, pour apprécier plus sûrement le danger de mort de chaque sexe pen-

(1) La valeur des sources, des méthodes et des résultats sera discutée dans le courant de l'ouvrage. On verra que les résultats que nous donnons ici pour le premier âge sont dignes de toute confiance, surtout en ce qui concerne le siècle présent.

dant la première année de la vie, comme il naît un peu plus d'hommes que de femmes (106 contre 100), il faut comparer les décédés aux vivants, en donnant, soit le nombre des survivants de l'âge d'un an (1), soit le rapport du nombre des décédés de 0 à 1 an au nombre des vivants du même âge (2), ou danger de mort de 0 à 1 an.

| SURVIE ET DANGER DE MORT POUR CHAQUE SEXE, DE LA NAISSANCE A LA FIN DE LA PREMIÈRE ANNÉE. | | | | | | |
| SURVIVANTS à 1 an sur 1000 naissances. | | POPULATION de 0 à 1 an, répondant à 1000 naissances. | | COEFFICIENT DE MORTALITÉ, ou danger de mort du nouveau-né dans sa première année. | | PAYS ET PÉRIODES. |
Masc. ou S_1'	Fém. ou S_1''	$P'_{0..1}$	$P''_{0..1}$	$C'_{0..1}$	$C''_{0..1}$	
822	848	875	894	0,235	0,170	France...1817-31
829	852	880	896	0,194	0,165	France...1840-49
771	791	840	854	0,273	0,249	Suède....1757-63
822	845	875	892	0,202	0,174	Suède....1816-25
835	860	885	902	0,1865	0,1553	Suède....1841-50
837	863	886	904	0,184	0,1515	Belgique . 1841-50
809	835	366	884	0,2205	0,1867	Pays-Bas. 1840-51
836	865	886	904	0,188	0,149	Angleterre1839-44
				0,230	0,180	? Londres,1838-44
825	852	...	...	0,200	0,166	Moyenne pour le XIXᵉ siècle.

(1) Cette survie pour le premier âge a l'avantage d'être un résultat tout à fait positif, aussi certain que le relevé des naissances et des décès de la première année. En effet, S_0 exprimant les naissances moins les mort-nés, soit les sujets qui survivent à l'accouchement, S_1 les survivants à 12 mois révolus, $D_{0..1}$ les décès dans la première année, on a $S_1 = S_{0..1} — D_{0..1}$.

(2) La population de 0 à 1 an, qu'on représente en démographie par l'expression $P_{0..1}$ ($P'_{0..1}$ la population masculine et $P''_{0..1}$ la féminine)

Ce tableau pourrait être allongé de tous les pays où l'on sait qui naît et qui meurt. Aucun n'offre exception. Il résulte donc que, soit au siècle passé, soit au nôtre, en France comme à l'étranger, une différence très tranchée existe, *dès la première année*, entre la mortalité des deux sexes, puisqu'en moyenne, sur 100 enfants de chaque sexe, il succombe dans l'année 20 garçons et seulement 16,5 filles, soit le cinquième des garçons et seulement le sixième des filles. Une loi si constante est évidemment le fait d'une prédisposition organique ; et d'ailleurs, comme les enfants mâles ne sont frappés à cette époque de la vie par aucune affection spéciale à leur sexe, il en faut nécessairement conclure que toutes ou quelques-unes des maladies de l'enfance sont plus graves pour un sexe que pour l'autre, bien que cette importante différence ait complétement échappé jusqu'ici à l'observation médicale. La statistique générale démontre cette inégalité ; c'est à la statistique médicale, et en particulier à la statistique des causes de décès, qu'il appartient d'approfondir cette intéressante question, de découvrir si toutes les maladies ou quelques-unes, et lesquelles, sont plus graves chez les mâles (1).

pourrait être donnée par les recensements ; mais comme c'est sur ces nouveau-nés que porte le plus grand nombre d'oublis, surtout en France, nous nous servirons de la formule expérimentale donnée par M. Guillard et fondée sur les documents belges (*Journal des économistes*, numéro de septembre 1856), $P_{o\dots1} = S_o = 7/10\, D_{o\dots1}$, formule dont nous avons souvent vérifié la suffisante approximation, au moins pour notre objet : le danger de mort ou coefficient de mortalité C

sera $C_{o\dots1} = \dfrac{D_{o\dots1}}{P_{o\dots1}}$.

(1) Un commencement de statistique, dû à MM. Barthez et Rilliet, semble indiquer que la fièvre typhoïde est plus meurtrière chez les garçons ; mais ces relevés ne reposent pas sur des nombres suffisamment grands pour qu'on puisse les regarder comme dégagés des écarts dus au hasard.

Si nous voulions continuer l'examen de la mortalité comparée suivant les âges, les sexes, les pays, etc., le volume suffirait à peine pour mettre en lumière une multitude de vérités très généralement inconnues de la médecine.

Il faut pourtant nous refuser aujourd'hui à un examen aussi rempli d'intérêt, et nous contenter de quelques autres applications médicales, afin de mieux faire apprécier la sûreté et l'étendue de la méthode statistique.

Il est arrivé à la thérapeutique ce que nous venons de constater pour l'étiologie. Quand l'action d'un médicament ou d'un mode de traitement a été très intense, très nettement différente par ses résultats de ceux dus à la simple expectation, l'étude individuelle et isolée a suffi. C'est ce mode d'observation qui a permis à la science d'accepter les découvertes dues au hasard, les propriétés du quinquina, de l'opium, du mercure, de l'iode, du vaccin. Mais toutes les fois que l'action thérapeutique, moins manifeste, s'est confondue dans les influences particulières, elle est devenue insaisissable aux yeux les plus exercés, ou plutôt chacun a vu suivant la série de faits que le hasard amenait sous ses yeux, ou suivant ses préoccupations intellectuelles. Aussi, qui pourrait décrire le chaos de la thérapeutique médicale, l'anarchie qui règne entre les praticiens! Nous n'entendons parler ici que des hommes honnêtes.

Il y a les gens de foi qui attribuent toujours la cure au remède : les uns croient tout guérir avec un agent ou une méthode unique; les autres, avec autant de raison, pensent tout guérir avec tout; tandis que d'autres affirment guérir tout avec les infiniment petits, c'est-à-dire avec rien.

Il y a les sceptiques qui affirment qu'on ne guérit rien.

Il y a enfin le plus grand nombre, nageant entre deux eaux, se tirant d'affaire par expédient, suivant la circonstance et le terre-à-terre du symptôme. Mais, parmi eux, un petit nombre d'hommes ont conscience et sont désolés de l'impuissance actuelle de la science. Ils n'écoutent qu'avec douleur la voix de la prudence qui, en présence d'une maladie grave et tandis qu'ils ont dans les mains des armes énergiques, leur dit pourtant : — Abstiens-toi, reste les bras croisés, puisque la science est encore si incertaine, que tu ne peux essayer de frapper le mal sans risquer d'atteindre le malade.

Voilà où en est la thérapeutique, cette partie des sciences médicales d'un intérêt si actuel, toujours si pressant. La seule connaissance qui importe directement à celui qui souffre est cependant la moins digne de confiance, la plus décriée, et ce n'est pas sans raison, il faut oser l'avouer ; car, pendant que les autres branches des sciences naturelles et médicales ont fait de si grands pas, elle seule est restée à peu près stationnaire. Quand elle a eu quelques rares progrès à enregistrer, c'est au hasard, à l'empirisme qu'elle les a dus, tandis que les efforts de tant de médecins, de tant d'hommes supérieurs par leurs connaissances, par leur ardeur au travail, n'ont abouti ou qu'à de vaines théories, aussitôt mortes que nées, ou qu'à des affirmations contradictoires : d'où il est résulté que la thérapeutique médicale ne recevant que fort peu de secours de la science sérieuse, est restée sans défense contre l'épidémie du merveilleux et contre les charlatans de foire et de salon qui chauffent et exploitent habilement la crédulité, apanage ordinaire de la souffrance.

Un tel état de choses n'est pas tenable ; il rappelle, par son étrangeté, l'état général des connaissances humaines avant Descartes et Bacon, et aujourd'hui plus qu'alors on peut dire que ce ne sont ni les hommes ni les efforts qui ont manqué à la science. Il faudra donc que ce soit la méthode : c'est à elle qu'on doit s'en prendre, et c'est elle qu'il faut réformer, ou au moins dont il faut élargir les bases. C'est pourquoi nous disons que la thérapeutique ne pourra sortir du chaos, ne pourra devenir une science positive, capable de faire taire les clameurs ignorantes ou intéressées, qu'en substituant à l'impuissance d'analyse sur les faits isolés la méthode d'analyse par les faits groupés, qu'en soumettant ses assertions incertaines et contradictoires à l'autorité de la statistique.

Nous aurions voulu donner à nos lecteurs un exemple de l'usage de cette méthode appliquée aux recherches thérapeutiques. Mais telle est jusqu'à ce jour l'inexpérience de la médecine en statistique, que nous n'avons pu encore trouver dans la science un document qui nous parût présenter, tant par la masse des faits que par l'impartialité des relevés, les garanties nécessaires pour les mettre en œuvre, en s'élevant au-dessus des perturbations de détail.

Mais il nous a été donné de faire nous-même une enquête partielle sur une consommation de luxe qui, sans appartenir à la thérapeutique proprement dite, n'en fera pas moins concevoir quelles peuvent être les ressources de cette méthode d'analyse, appliquée à démêler les influences des agents de la matière médicale.

Tous savent les controverses qu'a suscitées l'usage *habituel du tabac*. Beaucoup d'entre nous se souviennent d'avoir entendu le regrettable et aimé professeur Richard terminer ses cours de botanique par de véhémentes catilinaires contre cette solanée. D'un autre côté, chacun connaît aussi d'intrépides fumeurs qui jouissent de toutes les apparences de la santé physique et intellectuelle. Hier encore un des jeunes chirurgiens de Paris, que sa vaste et vive intelligence, son ardeur au travail, sa science élèvent aux premiers rangs, nous assurait que le tabac n'avait eu aucune influence fâcheuse sur sa mémoire ni sur ses autres facultés; et il faut avouer que ceux qui le connaissent ne songent pas à les croire amoindries. Ainsi l'influence d'une petite dose de nicotine journellement absorbée est un problème fort débattu, et qui ne paraît guère soluble par l'analyse individuelle.

Nous avons donc eu l'idée de soumettre cette question à la méthode statistique. Nous avons pu prendre pour champ d'observation une haute école, illustre entre toutes les écoles du monde, peuplée des jeunes gens les plus studieux de France, l'École polytechnique. La direction des études, d'après les examens périodiques, classe les élèves par ordre de mérite; ce classement est renouvelé trois fois par an, à l'entrée, au milieu et à la fin de l'année d'études. Notre examen a porté sur les élèves fumeurs et non fumeurs; et voici, en rapportant nos résultats à ceux des classements officiels, ce que nous avons relevé sur la promotion unique, il est vrai, qu'il nous a été donné d'examiner : 102 fumeurs sur 160 élèves se répartissaient comme il suit :

NUMÉROS DES CLASSEMENTS PAR ORDRE DE MÉRITE.	NOMBRE DES FUMEURS DANS CHAQUE SÉRIE DE 20 ÉLÈVES			
	AU CLASSEMENT d'entrée.	AU CLASSEMENT de Pâques.	AU CLASSEMENT de fin d'année.	MOYENNE GÉNÉRALE.
De 1 à 20......	5	6	8	6,33
De 20 à 40......	12	9	10	10,33
De 40 à 60......	13	10	12	11,66
De 60 à 80......	16	15	12	14,33
De 80 à 100......	11	13	14	12,66
De 100 à 120......	17	15	15	15,66
De 120 à 140......	13	17	16	15,33
De 140 à 160......	16	16	16	16,00

Dans cette distribution, on a classé tous les fumeurs de
pipes, de cigares, de cigarettes ; si nous ne considérons que
les fumeurs de pipes, les grands fumeurs, nous aurons le
classement moyen suivant :

RANG DE MÉRITE.	Nombre des grands fumeurs.
De 1 à 20...............	3,7
De 20 à 40...............	6,3
De 40 à 60...............	6,7
De 60 à 80...............	8,7
De 80 à 100...............	7
De 100 à 120...............	10,3
De 120 à 140...............	10
De 140 à 160...............	11,3

Encore est-il bon de remarquer que les fumeurs de la
première catégorie n'ont que les derniers rangs de cette
série.

Ainsi, voilà des jeunes gens qui se sont livrés à trois
luttes successives, trois luttes acharnées, car leur avenir
en dépendait ; et d'ailleurs, quand on a sous les yeux
le mouvement nominatif, on voit que la mêlée a été com-

plète, que les uns sont descendus, les autres sont remontés ; aucun n'a gardé le même rang, peu sont restés dans leur série, et pourtant la même distribution des fumeurs se fait toujours remarquer : tandis que, dans la première série à peine $\frac{1}{3}$ ou $\frac{1}{4}$ des élèves sont adonnés au tabac, dans les dernières il y en a les $\frac{3}{4}$, et dans la dernière les $\frac{4}{5}$!

Nous savons qu'il serait désirable que notre étude reposât sur plusieurs promotions ; mais, incomplète qu'elle est, n'a-t-elle pas déjà sa vive signification ? Croit-on que le hasard ait pu ordonner si constamment ces séries dans lesquelles la progression des fumeurs est aussi régulière qu'inattendue ?

Si, après avoir étudié par ces tableaux le mouvement des séries, nous portons notre regard sur celui des valeurs moyennes, le résultat n'en sera pas moins digne d'attention.

D'une part, nous trouvons que le *rang moyen* des 66 grands fumeurs est de 94,5 à leur entrée à l'école, tandis qu'à l'examen de fin d'année, leur *rang moyen* est devenu 98,3 ; ils sont descendus de quatre numéros.

D'autre part, les 60 non fumeurs ont pour *rang moyen* 71 dès leur entrée. Ainsi ils ont déjà 23 places en avant des fumeurs, et de plus, au bout de l'année scolaire, ils ont gagné autant de terrain que les autres en ont perdu. Ils sortent avec le numéro *moyen* 67,7. Ainsi, après neuf mois de travail en commun, ils se trouvent trente places avant les usagers de la nicotine.

Il appert donc de cela que l'habitude du tabac est défavorable aux travaux intellectuels : quelques sujets résistent plus ou moins à cette influence, mais le plus grand nombre en subit manifestement les effets pernicieux (1).

____

(1) On ne peut guère objecter que le temps employé à fumer est

Ainsi, quelques lignes de statistique nous offrent une solution très probable (qu'un grand nombre d'observations très faciles à recueillir changerait en certitude) sur une question que l'on a vainement débattue, et où, en effet, l'observation isolée ne peut obtenir qu'incertitude et contradictions. On emploierait des volumes à discuter chaque cas, à rechercher les circonstances individuelles, accidentelles, qui militent pour ou contre; on se perdrait en dits et contredits sans conclusion possible. La statistique, comme un puissant réactif, dissout l'alliage décevant des circonstances qui enveloppent les cas individuels, elle neutralise les unes par les autres celles qui ne sont qu'accidentelles; et bien loin que ces différences individuelles lui soient préjudiciables, comme le croient trop souvent les médecins, *la statistique n'est nécessaire qu'à cause de ces différences.* Si, en effet, chaque élève de l'école était semblable aux autres, il aurait suffi de comparer un fumeur à un non-fumeur pour apprécier l'effet de la nicotine.

Nous concluons donc en répétant que la méthode statistique est une méthode d'analyse, puisqu'elle a pour résultat d'isoler un seul effet confondu avec beaucoup d'autres; elle se rattache par là aux méthodes philosophiques recommandées par Bacon et Descartes; mais ce qu'elle a de propre, c'est qu'au lieu d'isoler l'objet d'étude, elle procède en groupant de très grands nombres de faits qu'elle ordonne *par rapport à une seule propriété*, afin d'en multiplier l'intensité et de neutraliser *toutes les autres influences qui ne font point l'objet de l'étude.*

Le nombre de faits utiles pour arriver en statistique à cette neutralisation des phénomènes dissidents, et par suite

perdu pour le travail, que l'influence appréciée est celle d'une perte de temps et non celle de la nicotine; car on ne fume dans l'école qu'aux heures des récréations.

à des résultats dignes de confiance, est un des points les plus importants et les plus difficiles à déterminer. M. le professeur Gavarret a écrit sur ce sujet un livre (1) que nous avons lu avec beaucoup de fruit : nous croyons cependant qu'en faisant dépendre la probabilité seulement du nombre des observations recueillies, il a négligé de prendre directement en considération un élément important de la question, à savoir, l'intensité de l'influence que l'on veut apprécier. Cependant, quand cette influence est légère (comparée à toutes les autres qui sont dites accidentelles), il faut, pour l'isoler, la multiplier par un très grand nombre d'observations. Si, au contraire, elle est très prononcée, un plus petit nombre suffira. Il pourra même arriver que, l'influence étudiée étant très énergique, un nombre minime d'observations soit nécessaire, sinon pour mesurer exactement, au moins pour apprécier la différence ; alors la mémoire peut se charger de l'enregistrement des faits, et l'observateur se flatte mal à propos d'échapper à la statistique.

C'est, par exemple, ce qui arrive en médecine pour l'influence incontestable des quelques rares médicaments que nous avons déjà cités. Cependant, si l'on ne peut pas déterminer d'avance le nombre de faits nécessaire pour mettre en lumière et mesurer l'influence étudiée, on peut se rendre compte, après coup, si le nombre observé est suffisant pour donner le degré d'approximation désiré. Il suffit de rechercher si les perturbations dues aux causes accidentelles sont suffisamment *neutralisées* par le nombre des observations ; et l'on appréciera si ce résultat est obtenu en formant d'autres groupes dans les mêmes conditions, ou seulement en subdivisant le nombre de faits que

(1) *Principes généraux de statistique en médecine*, 1840.

l'on possède en plusieurs groupes, et en recherchant si les moyennes de chaque groupe se rapprochent avec une suffisante approximation.

Ainsi je veux m'informer du rapport qu'il y a entre les naissances masculines et féminines, et j'ai pour moyen d'étude les relevés de la ville de Bruxelles, où l'on compte annuellement de 3,500 à 4,000 naissances.

Si je consulte l'année 1836, je trouve que sur 100 filles il est né 112 garçons. Je puis me demander quelle approximation me donne ce rapport, résultat d'une seule année d'observation, et portant sur 4,000 unités environ. Si je consulte l'année précédente, je ne trouve que 109 naissances masculines, puis les années 1834 et 33 n'en offrent chacune que 105 ; enfin, en 1832, on observe 100 naissances de chaque sexe. Ces larges oscillations m'avertissent que la considération d'une seule année est insuffisante : mais si j'en groupe cinq, je trouve 106,5 naissances masculines pour 100 féminines ; si je prends des groupes quinquennaux dans les périodes qui précèdent ou qui suivent, le rapport oscille entre 106 et 107. Je puis donc le regarder comme suffisant, ou, si mon sujet l'exige, arriver à une plus grande approximation en prenant une période de dix années.

En général, toutes les fois que l'objet à étudier peut recevoir des perturbations annuelles, ainsi qu'il arrive à la plupart des influences qui s'exercent sur l'homme, il faut non-seulement prendre un grand nombre de faits, mais encore un certain nombre d'années, et ce dernier point lui-même sera déterminé par l'intensité des perturbations annuelles.

Un simple examen de ce genre, et sans avoir recours aux formules dues à M. Poisson (dont nous sommes loin pourtant de récuser la valeur et l'utilité), suffit souvent

pour s'assurer si les nombres employés sont assez grands.
On peut apercevoir par là que les relevés des observations
médicales sont trop faibles, puisque, supposés exécutés
sans triage et avec impartialité, ils donnent des résultats
ou contradictoires ou affectés d'oscillations considérables.

Nous espérons que ces brèves considérations suffiront
au lecteur pour lui faire admettre l'importance de la
méthode statistique appliquée à l'étude des sciences naturelles, et en particulier à celle qui nous intéresse le plus,
la science de l'homme. Il conviendra avec nous qu'il est
urgent que les médecins abdiquent leurs préjugés et s'ha-
bituent à employer cet instrument nouveau, puissant, et
qui étendra beaucoup la limite de leurs investigations.
Mais avant, il n'est pas moins important qu'ils soient au
courant de la méthode et des procédés; des erreurs à
éviter, des précautions à prendre; soin d'autant plus
urgent que, jusqu'en ces derniers temps, leurs études
étant plutôt littéraires que scientifiques, et nul enseignement ne les préparant au maniement des grands nombres,
ils courraient risque d'y trébucher s'ils s'en servaient sans
préparation. Nous pourrions en citer de bien nombreux
exemples qui ont été aussi funestes à la médecine qu'à la
statistique, parce qu'ils ont éloigné l'une de l'autre deux
sciences faites pour s'entr'aider et s'entr'éclairer.

Ne pouvant, sans dépasser les limites d'une introduction, nous étendre sur les divers procédés propres à la
science que nous recommandons, nous nous arrêterons
un moment sur les valeurs moyennes, et nous tâcherons
d'en bien faire saisir la signification et la portée (1).

(1) Les personnes qui voudraient approfondir ces questions doivent
lire les ouvrages de M. Quételet (*Physique sociale*, *Lettres sur la théorie des probabilités*, etc.); la *Démographie comparée*, de M. Guillard
(Guillaumin); l'*Essai philosophique sur les probabilités*, de Laplace ;

Il suffira, pour faire sentir l'importance des moyennes, de donner, d'après les meilleurs auteurs, la définition proposée pour la science qui nous occupe.

La statistique, disent MM. Guillard et Deguerry, a pour objet de grouper et sérier les *éléments variables* susceptibles d'être représentés par des nombres, et pour but la détermination et l'étude *de leurs valeurs moyennes.*

En effet, aucun des attributs qui caractérisent les espèces de la nature vivante n'est invariablement fixé dans ses grandeurs : et cependant ses grandeurs ne sont pas indéterminées, elles sont, au contraire, renfermées dans des limites plus ou moins étroites, ce qui permet de dire qu'il y a *unité* dans la variété. Or, déterminer cette unité, c'est le but de la statistique; et elle y parvient en fixant la valeur moyenne et les écarts de ces variables. Ainsi les dimensions des diverses parties du corps de l'homme adulte, de sa taille, par exemple, bien que n'étant pas invariablement fixées, sont comprises pourtant dans des limites d'oscillation assez étroites. Les points extrêmes ne s'appliquent qu'à un petit nombre d'individus; mais ce nombre s'accroît à mesure qu'il se rapproche d'une valeur intermédiaire appelée MOYENNE. Eh bien! c'est la détermination de cette moyenne que poursuit la statistique.

les *Principes généraux de la statistique appliquée à la médecine*, de M. Gavarret; les *Lettres à M. Villermé*, de Francis d'Ivernois; les introductions des trois premiers volumes des *Recherches statistiques sur la ville de Paris*, introductions dues à Fourier. Ces divers ouvrages leur offriront les notions théoriques et pratiques de la méthode statistique, dépouillée pourtant des formes des hautes mathématiques qu'ils trouveront au contraire dans le savant ouvrage de M. Poisson sur la *Probabilité des jugements*, dans la *Théorie des probabilités*, de M. Cournot, et enfin dans les différents *Mémoires* de M. Bienaymé; mémoires qu'on regrette d'autant plus de ne pouvoir se procurer facilement, que les profondes études de ce savant en cette matière sont bien connues.

Les auteurs des traités du calcul des probabilités (Cournot, Quételet, etc.) donnent les développements complets et scientifiques sur la théorie des valeurs moyennes, et notre ambition n'est ici que de fixer les idées par quelques exemples empruntés à la physiologie ou à la médecine.

On trouve, cité par M. Quételet (1), le résultat de 5738 mesures prises sur les poitrines des soldats écossais. Ces mesures, exprimées en pouces anglais, ont été groupées par ordre de grandeur en procédant par différence d'un pouce. La plus petite mesure fut de 33 pouces, la plus grande de 48; elles se distribuaient de la manière suivante :

Mesures de la circonférence des poitrines des soldats écossais.

Mesures des poitrines en pouces anglais.	Nombre d'hommes.
33	3
34	18
35	81
36	185
37	420
38	749
39	1073
40	1079
41	934
42	658
43	370
44	92
45	50
46	21
47	4
48	1

Effectuant les calculs, on trouve que ces 5,738 soldats avaient ensemble 228,605 pouces de circonférence, ce qui donne *une moyenne* de pouces 39,84. D'après cela on peut dire, selon l'usage mathématique, que la circonfé-

(1) Quételet, *Lettres sur la théorie des probabilités*, 1846, p. 136.

rence de la poitrine du soldat écossais ne s'élève pas tout
à fait à 40 pouces.

On peut remarquer que les groupes timbrés 39, 40 et
41, entre lesquels tombe la circonférence *moyenne*, renferment, et de beaucoup, le plus grand nombre de sujets, et
que les autres groupes en ont d'autant moins qu'ils s'éloignent plus de cette moyenne, soit au-dessous, soit au-
dessus, formant deux gradations inverses, régulières et
continues.

On doit remarquer encore que la moitié des hommes
examinés se trouvent placés très près du groupe moyen
et entre pouces 38,58 et 41,15 ; d'où il résulte que la circonférence moyenne du soldat écossais se trouve aussi la
circonférence probable à pouce 1,3 près, puisque la moitié
des examinés se trouve de chaque côté de cette moyenne,
à une distance maximum de pouce 1,3.

Pouce 1,3 est ce qu'on appelle l'*écart probable*, tandis
que l'on voit l'*écart possible* être, pour ce nombre d'observations, de 7 à 8 pouces.

Dans cet exemple, à cause de l'homogénéité du groupe,
la moyenne selon l'arithmétique est en même temps
comme une moyenne physiologique : il en résulte que
cette moyenne n'est pas une entité, un être de raison ;
elle existe, elle réunit autour d'elle le plus grand nombre
d'individus, elle représente en conséquence le type viril
de la nation.

On peut parier avec chance de gain qu'un Écossais va-
lide et propre à porter les armes a une poitrine d'environ
40 pouces de circonférence, et qu'il ne s'éloignera pas de
plus de pouce 1,3 de cette mesure. Si l'on avait exécuté le même travail pour la taille, la force, le poids, le
volume de l'ensemble du corps et celui de ses diverses
parties, si l'on eût apprécié les battements du cœur, les

inspirations, les quantités d'aliments, les sécrétions et toutes les autres grandeurs, facultés et fonctions physiologiques évaluées en chiffres, leurs moyennes détermineraient les probables, elles indiqueraient les valeurs propres au plus grand nombre, révéleraient le type physique et physiologique de la race.

Les mêmes observations s'appliquent en tout point aux conscrits français. Lorsqu'on les groupe par centimètres, on trouve que la taille moyenne (1655 millimètres) est aussi à peu de chose près la taille probable, car plus de la moitié des individus viennent se ranger à droite et à gauche de cette taille moyenne, avec un écart de quelques centimètres (4 à 5); et, plus on s'éloigne de la moyenne, plus les groupes s'affaiblissent.

Voilà donc des exemples de moyennes qui représentent non-seulement comme mesure une moyenne arithmétique, mais encore donnent la forme type de la variable qu'on veut apprécier. Si chaque peuple, chaque race déterminait ainsi les qualités qui lui sont propres, non-seulement le volume et le poids du corps aux différents âges, mais aussi la consommation, la production, les fonctions physiologiques, les âges de mort, etc. , enfin l'instruction et l'état moral : on pourrait déterminer de plus en plus le type actuel de chaque nation, et il serait permis d'apprécier scientifiquement l'influence qu'exercent sur elle les siècles et les révolutions, d'en déterminer le progrès ou la décadence ; et l'avenir pourrait écrire l'histoire des peuples, quand le passé ne nous a guère légué que celle des potentats, de leurs cours et de leurs armées.

Remarquons en passant combien, au lieu de fournir une simple moyenne, il est plus instructif de donner la succession des séries groupées par ordre de grandeurs, comme Quételet l'a fait pour les miliciens écossais, de manière à permettre d'apprécier non-seulement la moyenne, mais la probable, et de déterminer l'*écart probable* et l'*écart possible*, etc. Les statisticiens (toutes les fois qu'ils le peuvent) ne devraient jamais donner une moyenne sans indiquer au moins ces deux derniers éléments, ainsi que le nombre d'observations qui a servi a la déterminer.

Cependant il y a des moyennes qui, bien qu'obtenues par la même opération arithmétique que la précédente, donnent des grandeurs qui ne jouissent pas de toutes les propriétés que nous venons d'indiquer. Ce sont celles qui sont tirées de groupes composés d'éléments dissemblables que, soit par nécessité, soit par un vice de méthode, un auteur réunit en un seul faisceau.

Ainsi admettons par hypothèse qu'il y ait dans le royaume de Suède à peu près autant de Lapons que de Suédois, et qu'on veuille avoir la taille moyenne de ces citoyens d'un même Etat ; ce serait à peu près comme si l'on voulait obtenir la moyenne entre un régiment de grenadiers et un régiment de chasseurs d'Afrique. Ici la taille moyenne, résultant de l'opération arithmétique, ne serait plus la taille probable, mais bien plutôt l'improbable, car elle tomberait entre les deux groupes dont serait composé le relevé ; cette taille moyenne serait donc une grandeur qui pourrait n'avoir autour d'elle aucun représentant ou en tout cas n'en avoir qu'un très petit nombre.

Mais quittons ces exemples destinés seulement à mettre en évidence la différence qui existe entre la moyenne d'un groupe naturel et celle d'un groupe arbitraire. Les exemples précédents ne se rencontrent pas en statistique, parce que le vice du groupe est trop évident, et surtout parce qu'il peut être autrement formé ; il n'en est pas de même du sujet suivant :

Si à une époque donnée je veux étudier les différents

attributs d'un peuple, par exemple, sa production, sa consommation, etc., et que les matériaux qui me sont livrés aient confondu les âges et les sexes, la moyenne arithmétique que j'obtiendrai sera passible des mêmes critiques au point de vue physiologique ; elle représentera la consommation d'un certain âge placé entre la naissance et l'âge adulte ; cette moyenne ne s'incarnera plus dans les plus grands groupes, elle ne pourra donc prétendre à représenter le type de la nation ; mais pour n'avoir pas, par elle seule, de valeur physiologique, a-t-elle perdu tout son prix? Sera-t-elle inutile à la science, nuisible même, comme l'ont niaisement avancé quelques-uns ? Loin de là, cette moyenne, bien que n'étant plus qu'un être de raison, n'en est pas moins une résultante exacte, *une mesure* qui pourra devenir précieuse à la science; car si après un laps de temps suffisant, on nous fournit de période en période les moyennes successives de même nature, et qu'une modification quelconque se remarque à l'une ou à l'autre des périodes, ne sera-t-il pas certain que cette modification en accuse une dans les éléments dont les moyennes sont formées?

Fournissons immédiatement quelques exemples de l'utilité de ces moyennes purement arithmétiques, connaissances imparfaites au point de vue de l'histoire naturelle, si on les compare aux moyennes recueillies sur des groupes homogènes, mais précieuses si on les compare au néant que, dans les recherches statistiques, nous trouvons trop souvent sous nos pas, grâce à la paresse des sociétés à fournir des documents à la science.

M. Villermé a démontré jusqu'à l'évidence que dans les villes le bien-être est la première condition de vitalité, et que la pauvreté est la condition la plus certaine d'une mortalité rapide.

En est-il de même pour les campagnes ? Les poëtes qui ont célébré le bonheur de la chaumière, qui ont écrit

Pallida mors æquo pulsat pede pauperum tabernas
Regumque turres.....

se sont-ils tellement abusés ? Il nous a paru intéressant d'éclaircir cette question qui n'avait été étudiée que dans les grandes cités. La France nous en offrait les moyens.

D'une part, on sait que nos départements offrent les différences les plus tranchées au point de vue de la vie moyenne, qui pour les uns s'élève à 50 ans, tandis que dans d'autres elle ne dépasse pas la moitié de ce chiffre.

D'une autre part, la statistique officielle de France indique la quotité annuelle des produits agricoles de chaque département avec leur valeur.

Nous avons donc mis en regard la vie moyenne de *l'habitant moyen* de chaque département avec la consommation moyenne qui lui est permise, d'où est résulté le tableau suivant :

RATION MOYENNE COMPARÉE DE QUELQUES DÉPARTEMENTS (1).

DÉPARTEMENTS.	SURVIVANTS A 10 ANS sur 1000 naissances. (X. Heuschling.)	SURVIVANTS A 50 ANS sur 1000 de 20 ans. (X. Heuschling.)	VIE MOYENNE. (Guillard).	VALEURS EN FRANCS des produits consommables.	DÉTAIL EN LITRES de la ration individuelle de quelques-uns des produits			
					Froment.	Seigle.	Pommes de terre.	Vin.
Gers	741	900	46	141	370	13	43	232
Charente.	710	902	43	140	167	53	187	100
Lot-et-Garonne	652	917	49	133	284	27	58	118
Dordogne.	634	871	34	118	150	50	200	74
Tarn.........	632	892	34	118	180	101	180	86
Aveyron	644	890	32	86	100	131	489	86
Corrèze......	620	863	31	96	41	176	441	62
Haute-Vienne.	622	851	28	91	54	190	609	22

Ces rations moyennes signifient-elles que la ration de la
majorité des habitants de chaque département soit égale ou
très rapprochée de cette moyenne ? Non, sans doute, les
moyennes n'ayant cette propriété que quand elles sont

(1) Les départements sont pris au hasard, sans autre soin que de
préférer : 1° ceux dont la vie moyenne est notablement différente,
afin de faire mieux ressortir les rapports; 2° des départements voisins
et agricoles, afin que les différences dans la manière de vivre, dans
le prix des denrées, dans l'importance des lacunes statistiques, ne
troublent pas trop la comparaison ; car la statistique officielle a omis
tous les produits de basse-cour et de pêche, ce qui ne permet pas de
comparer les départements côtiers avec ceux de l'intérieur, etc. On
comprend aussi dès lors que les chiffres indiquant les valeurs consom-
mées par l'habitant moyen ne donnent qu'un minimum, et que la
valeur de ces chiffres est surtout dans leur rapport mutuel. Si l'on
voulait avoir plus de détails sur nos procédés de calcul, on les trouverait dans la *Lettre statistique* que nous avons adressée à M. A. Guillard, et que cet auteur a insérée en entier dans sa *Démographie
comparée* (1855), p. 335.

issues de groupes naturels, homogènes, tandis que celui
sur lequel est fondée , dans notre exemple, la ration
moyenne, confondant les sexes et tous les âges, est essen-
tiellement artificiel ; de sorte que la ration moyenne trouvée est celle d'un être fictif, placé entre l'homme et la
femme, entre l'adulte et le nouveau-né.

Mais ces moyennes ont-elles perdu toute valeur pour
ne plus représenter une propriété de la majorité? Nullement, car elles continuent à être une mesure qui permet
d'*apprécier le bien-être relatif* de chaque département.
Aussi les réflexions naissent en foule à l'inspection de ce
petit tableau et des rapports constants qui unissent la
ration et la vitalité.

Ainsi, tandis que les uns ont un minimum de 140 francs
à consommer annuellement, les autres n'ont que 86 à 96
francs : la vie moyenne des premiers oscille entre 43 et
49 ans, celle des seconds descend entre 28 et 32.

Une seconde remarque à laquelle donne lieu ce tableau,
bien que conséquence naturelle de la première, n'en est
pas moins intéressante pour des médecins : c'est l'influence qu'exerce la qualité des aliments et des boissons
sur la durée de la vie et surtout sur la conservation des
enfants.

A la première inspection, il semble que le seigle et les
pommes de terre soient des poisons lents dont les remèdes
spécifiques seraient le froment et le vin. Cependant le seigle et les parmentières sont des aliments fort salubres,
quand ils ne remplacent pas exclusivement ou immodé-
rément tous les autres. L'eau n'a rien de malfaisant pour
l'homme riche dont la table est couverte de mets aussi va-
riés qu'abondants ; mais elle est mortelle quand elle ne
détrempe que le pain noir et les pommes de terre. Il ressort encore qu'une nourriture mauvaise et insuffisante est

surtout défavorable à la conservation des enfants, ce que les médecins auraient bien pu soupçonner *à priori ;* mais aussi, que les adultes dans la vigueur de la jeunesse ne sont pas à l'abri de sa funeste influence.

Enfin ces chiffres prouvent que même en France, même au milieu du xix⁰ siècle, la ration alimentaire est loin d'être égale pour tous ; que ceux dont l'alimentation est chétive et misérable vivent peu ; que ceux qui l'ont abondante et de bonne qualité, qui arrosent de bon vin leur pain blanc, vivent longtemps ; que ce que MM. Villermé et Benoiston ont démontré pour le citadin, n'est pas moins vrai pour le paysan ; et que l'air pur des campagnes ne suffit point pour affranchir les plus pauvres des tristes effets de la misère.

En voilà assez pour prouver l'intérêt que présentent les moyennes, quand on connaît leur emploi, et qu'on ne falsifie pas leur valeur par des inductions illogiques ou étourdies.

Remercions donc sans réserve, au nom de la science, les administrateurs éclairés et laborieux qui, comme MM. Husson, Trébuchet, X. Heuschling, Legoyt, etc., profitant des documents que leur fournit leur position privilégiée, ne craignent pas de consacrer leurs loisirs à faire et à publier d'utiles relevés, que les travailleurs libres chercheraient en vain à se procurer, et que les préoccupations officielles, bien regrettables pour la science, laisseraient dormir dans les cartons (1).

Enfin nous devons nous arrêter, en terminant, sur une notion souvent employée dans la statistique humaine, celle

---

(1) Saisissons l'occasion d'exprimer combien la science souffre du retard ou de l'oubli que met la ville de Paris à publier la suite de ses belles *Recherches statistiques,* si savamment commencées par Fourier et si fâcheusement interrompues depuis 1844.

de la *vie moyenne* (1) ou l'âge moyen des hommes au moment de leur décès. Il y a dans la vie humaine deux grandes époques de mortalité, la première enfance et la vieillesse; il résulte de là que la durée moyenne de la vie tombe toujours entre ces deux périodes, et que l'âge moyen des décédés est très éloigné d'être un des âges où l'on compte le plus de décès. Ainsi la vie moyenne des hommes à partir de la naissance est une moyenne appartenant à la même catégorie que celle de la ration moyenne des Français; c'est une vérité qui relève plus de l'arithmétique que de la physiologie.

Ce que réclame surtout cette dernière science, c'est de connaître le danger de mort de chaque âge, c'est d'en pouvoir apprécier les oscillations. Tandis que la vie moyenne dépendant de la distribution des décès aux différents âges est la *résultante* d'arrangements aussi complexes que l'est en mécanique la position du centre de gravité dans un corps hétérogène et irrégulier; et de même que la considération abstraite du centre de gravité ne détermine ni la forme ni la grandeur de ce corps, que ces valeurs peuvent changer sans que ce point soit modifié dans son lieu et dans sa direction; de même la vie moyenne est insuffisante pour déterminer la mortalité des âges, car cette mortalité peut éprouver dans *sa distribution* de notables modifications sans que la vie moyenne en soit affectée. C'est ainsi qu'en France, en comparant la *vie moyenne masculine* qui résulte de la mortuaire de Demonferrand (période 1817-31) avec celle donnée par la mortuaire de M. X. Heusch-

---

(1) On tire la vie moyenne d'une mortuaire en faisant la somme des produits du nombre des décès à chaque âge par cet âge, et en divisant cette somme par le nombre total des décès. Soit A, B, C,..., U, le nombre des décédés aux âges successifs a, b, c, ..., u, on a la vie moyenne ou $V_m = \dfrac{Aa + Bb + Cc + \ldots + Uu}{A + B + C + \ldots + U}$.

ling (1840-49), on trouve que cette *moyenne s'est accrue*, et cependant la vitalité des âges virils s'est très notablement *amoindrie* d'une époque à l'autre (voy. plus loin, chap. III), et ces mêmes mortuaires le constatent. Mais comme par compensation la mortalité de l'enfance s'est atténuée, cette dernière diminution a suffi pour relever la vie moyenne et masquer l'aggravation arrivée aux âges virils.

A cette restriction sur la valeur V_m il en faut joindre une seconde qui s'applique à la vie moyenne déduite immédiatement des mortuaires, et qui est fondée sur l'ensemble des diverses modifications que la mortalité subit pendant toute une génération. En effet, la vie moyenne se déterminant sur la distribution de tous les âges pris au même instant, et cette distribution relevant d'une part de la mortalité *actuelle* pour l'enfance, et de l'autre de la mortalité présente *et passée* pour les adultes, les âges mûrs, les vieillards (car le nombre de tous ceux-ci dépend évidemment des intensités successives de la mortalité à chacun des âges qu'ils ont franchis), on voit que la vie moyenne se détermine sur un ensemble d'éléments qui dépendent, les uns du présent, les autres du passé. Il résulte de là dans l'état actuel des choses un affaiblissement apparent de la vie moyenne, ce qui tient au petit nombre d'hommes mûrs et de vieillards que nous a laissés la rapide mortalité de l'enfance à la fin du siècle passé.

On voit donc que cette moyenne est un compromis assez hasardé, d'une part entre deux points culminants de la mortalité, et d'une autre part entre le présent et le passé (1).

---

(1) Il est clair que cette dernière critique ne s'applique qu'à la vie moyenne, déduite immédiatement d'une mortuaire, mais non à celle calculée sur une table de survie établie, soit sur les coefficients de mortalité (Quételet), soit par toute autre méthode exacte et tenant compte

Ainsi, sans vouloir enlever à la considération de la vie moyenne la valeur réelle qu'elle possède, tout en reconnaissant que souvent elle est un indice assez exact des mouvements généraux de la vitalité et qu'en l'absence de documents plus complets il y a lieu de l'interroger, nous croyons cependant que c'est une valeur qui a plus d'importance pour les tontines que pour l'hygiène, et que les médecins surtout doivent réclamer avec instance de l'administration les moyens d'étudier la mortalité à chaque âge par la comparaison du nombre des décédés à celui des vivants de chaque âge. Enfin, pour résumer ces rapides remarques sur les moyennes, nous dirons que la statistique doit s'efforcer de former des groupes naturels, des séries à forme régulière et symétrique comme l'exemple que nous avons emprunté à **M.** Quételet, afin d'en déterminer les valeurs moyennes et leurs écarts ; mais que lorsque les documents fournis par l'administration ne permettent que des groupes formés d'éléments disparates, il faut bien se garder de négliger l'étude de ces valeurs imparfaites, car elles peuvent encore mettre sur la voie d'importantes vérités qui inviteront l'administration à fournir des matériaux plus complets.

des mouvements irréguliers de la population. La vie moyenne alors devient pour les tontines une base qui ne laisse rien à désirer, mais elle reste une moyenne trop artificielle pour avoir une grande valeur en physiologie.

II.

Importance de la statistique pour déterminer à notre époque la valeur
*moyenne des attributs de l'homme, et permettre d'apprécier et de
mesurer le mouvement de l'humanité, le sens de sa civilisation et
le fruit de ses innovations.*

Depuis les premiers âges dont on ait gardé le souvenir,
les modifications que l'humanité a successivement éprou-
vées dans ses mœurs, dans sa puissance créatrice, dans
ses idées, dans toutes ses manifestations, enfin les évolutions successives de sa civilisation, sont mises hors de
doute par les monuments historiques de toute nature. Ce
mouvement général est aussi notoire pour la science que
l'est pour l'individu le passage de la naissance à la caducité. Mais ces mouvements se répètent-ils sans modifications? Forment-ils des courbes immobiles se superposant
exactement et dont les deux pôles se nomment barbarie
et civilisation, courbes que l'humanité parcourrait labo-
rieusement pour les recommencer sans cesse? Sommes-
nous donc condamnés à creuser toujours le même sillon?
Telle est l'interrogation du xix⁰ siècle.

C'est ainsi qu'un Français oubliant l'histoire pourrait se
demander si sa patrie ne tourne pas toujours dans le
même cercle, dont les pôles, éloignés de 15 à 20 ans, s'appellent un peu de liberté, un peu de tyrannie : et cepen-
pendant les fils des Gaulois, par une marche non interrompue, d'esclaves sont devenus serfs, de serfs sujets, et
aujourd'hui ils s'acheminent de l'état de sujets à celui de
citoyens.

Ainsi les mouvements à courte période, les seuls qui
frappent l'homme, isolé de l'histoire, ne sont que les éléments d'un plus grand mouvement qui lui échappe par

son étendue. Ainsi le lépidoptère dans sa vie de quelques semaines ne peut apprécier que la succession des jours et des nuits d'été, et n'a aucune perception de l'évolution des saisons, des années, des périodes géologiques, etc.

L'homme qui depuis peu se sent en possession d'une puissante méthode de travail et partant de progrès, l'homme qui se voit emporté par la science vers un avenir idéal aussi illimité que le temps et l'espace, se demande si ces grands mouvements d'élévation et de décadence des nations qui occupent tant l'histoire, ne sont pas dus eux-mêmes à des rouages secondaires dont l'action masque une marche continue de l'*humanité* vers une perfectibilité sans limites assignables; ou bien si ces conquêtes qu'elle fait chaque jour, si celles innombrables que la *méthode scientifique* lui promet, ne sont que des crues passagères du fleuve éternel qui l'emporte dans ses eaux, tantôt limpides, tantôt limoneuses, sans qu'elle puisse d'une manière définitive ni diminuer ses souffrances ni accroître son bonheur.

Si ces hautes questions, agitées par de grands écrivains et traitées avec toutes les splendeurs du style, paraissent d'une solution difficile, c'est parce que nos pères, n'ayant pas connu la statistique, ne nous ont laissé presque aucune ressource pour mesurer l'*état moyen* de l'humanité aux époques antérieures à la nôtre; ou, pour parler le langage de M. Quételet, parce que nous ne pouvons apprécier les attributs de l'*homme moyen* aux époques successives de l'histoire. Nous ne savons ni son âge, ni sa force, ni sa taille, ni son développement intellectuel et moral, ni la quantité, ni la distribution de son travail, de sa production, de sa consommation, ni les espèces, ni le nombre, ni la gravité de ses infirmités, de ses maladies, de ses crimes. Nous ne pouvons donc apprécier que bien imparfaitement si ses ressources ont augmenté, si ses douleurs ont dimi-

nué, si sa vie se conserve mieux, si sa force physique,
morale, intellectuelle s'est accrue ; si la quantité de vérité
dont il est acquisiteur s'est multipliée ; et, lorsque quelques-uns de ces mouvements semblent avérés, nous sommes
hors d'état d'en mesurer l'étendue.

En vain, quand je parle de la marche ascendante de l'humanité, me citerait-on les poésies mystiques des prêtres
de l'Inde, le luxe des monarques de l'Asie, l'art et la phi-
losophie de l'aristocratie grecque, la civilisation des citoyens romains. Ces petits foyers successifs, sans vigueur
de propagande immédiate, s'appuyant sur des masses
d'esclaves, repoussant, détruisant ou soumettant les bar-
bares au lieu de les civiliser, ne m'instruisent pas mieux
sur l'*ensemble de l'humanité* que le luxe d'un tyran ne
m'éclaire sur le bonheur de ce troupeau qu'il appelle son
peuple. Je n'accorde pas même la supériorité de la force
physique à nos aïeux, quelque préjugé que l'on garde
à cet égard. Celle que l'on attribue aux Milon de Cro-
tone, aux Charlemagne, aux François I⁰ʳ, ne me donne
pas plus l'idée de la *force musculaire moyenne* de l'homme
ancien, que la taille de Tom-Pouce ou de tel géant ne
m'instruit de celle de l'homme moderne. L'histoire de
ces phénomènes musculaires, en la supposant véridique,
ne se rapporte qu'à des individus exceptionnels, dont
quelques-uns de nos bateleurs et de nos forts de la
halle pourraient peut-être renouveler les prouesses, si
elles excitaient encore l'enthousiasme. Mais il ne faut
jamais oublier qu'à côté des citoyens, presque exclusivement occupés d'exercices gymnastiques, il y avait un
peuple d'esclaves (ilotes, serfs, etc.) mal nourris, mal
traités, auxquels les exercices étaient interdits, de sorte
que la force et l'adresse d'un petit nombre étaient cul-
tivées et exaltées à raison de leur abaissement chez les

autres, et ces autres étaient le grand nombre, la masse de l'humanité. D'un autre côté, la vie barbare du reste de l'espèce humaine n'était pas un élément de force physique, comme on le croit communément. Il a été souvent reconnu par nos navigateurs que le sauvage est moins fort que le matelot ; de sorte que, sans vouloir assurer que ceux de nos hommes qui fréquentent les gymnases l'emportassent sur les citoyens de Lacédémone, il n'est guère douteux qu'un paysan français ne soit plus robuste qu'un ilote ou qu'un esclave romain, qui, d'après Caton, recevait pour *toute* nourriture, kilog. 1,3 de pain (Gasparin, t. III) (1). Si donc la supériorité physique, à une époque de déification de la force, peut être contestée, par quel autre point l'antiquité pourrait-elle être comparée aux temps modernes ? Je vois bien qu'à l'aide de l'esclavage certaines cités ont pu s'élever en quelques siècles à un degré qui eût exigé huit ou dix fois plus de temps pour développer au même point de grandes nations. Mais il n'y a là aucune conclusion à tirer contre l'idée du progrès incessant de l'humanité dans son ensemble.

Pourtant l'histoire est presque impuissante à résoudre cette question ; car sa muse, étourdie par le bruit des combats, éblouie par le luxe des monarques, a omis de

---

(1) Si ce document est exact, il nous permet d'affirmer que l'esclave romain était un être malingre et chétif. On sait en effet par mainte expérience que la force de l'ouvrier ou le travail qu'on en obtient est, dans une certaine mesure, proportionné à la quantité de nourriture consommée et à sa qualité. On sait que cette loi a été de nouveau constatée à propos des travaux du chemin de fer de Rouen. Que doit-on penser dès lors de l'esclave romain qui ne reçoit que kilogr. 1,3 de pain pour *toute nourriture*, tandis que nos paysans consomment au moins cette quantité de pain, augmentée de légumes, de fromage, de beurre, de lait et d'un peu de viande, de cidre ou de vin, etc. Ainsi, d'après les chiffres que donne M. Payen (*Des substances alimentaires*), on peut dire que le laboureur du département du Nord consomme le double de l'esclave romain.

nous instruire comment vivait, comment mourait l'*homme :* non pas le guerrier, non pas le patricien ou le potentat; mais l'homme, le travailleur, l'esclave, le vil esclave, comme disait l'inhumaine antiquité. Il n'y a pas plus d'un siècle que l'on s'est aperçu que l'histoire des cours n'était pas celle des peuples, et que l'on s'est occupé de recueillir les premiers linéaments de celle-ci.

C'est depuis peu de temps d'ailleurs, que l'homme, hâtant sa marche, a fini par avoir conscience du progrès.

Aujourd'hui, il voit, il sent tout se modifier autour de lui et par lui. Mais tandis que par tant d'instruments il multiplie sa puissance et ses jouissances, tandis qu'il soumet à son profit les forces vives ou latentes de la nature, n'a-t-il pu, par un retour de cette puissance sur lui-même, modifier les influences qu'il subit, diminuer les souffrances, les maladies auxquelles tout être vivant et surtout tout être sensible est soumis? N'a-t-il pas attaqué son plus implacable ennemi, la mort? La physiologie, l'hygiène, la médecine, et surtout une plus juste répartition des produits du travail, sont-ils restés impuissants à diminuer l'intensité des souffrances et le nombre des victimes?

Est-ce que les efforts incessants du labeur humain resteront vains? Est-ce que la décourageante maxime théologique « *L'homme s'agite et Dieu le mène,* » triomphera de l'admirable et ironique proverbe populaire « *Aide-toi, le ciel t'aidera.* » La notoriété publique semblait répondre suffisamment à ces pressantes questions.

1° On croyait la France plus peuplée de nos jours qu'au moyen âge; et ce peuple moderne plus libre, moins ignorant, on le croyait aussi plus heureux.

Mais ceux qui veulent porter le deuil du passé ont réclamé au nom de la féodalité. En vain nos grands et laborieux historiens, Michelet et H. Martin, ont remué profondément cette cendre sanglante du moyen âge, en vain ils ont mis au jour quelques-uns des ulcères qu'elle couvre!

Depuis, M. Guillard (1), reprenant la question au point de vue statistique, a répondu victorieusement à quelques-uns de ces adorateurs du servage, aussi victorieusement que le permet la rareté de nos documents historiques. Hélas! les auteurs des chroniques de notre France ont oublié une chose, jugée petite apparemment, c'est la chronique du peuple de la France : de tristes, d'affreux détails leur échappent çà et là, mais nul ensemble. Cette pauvreté de renseignements est telle que, d'après quelques enthousiastes du passé, on pourrait disputer aujourd'hui si, à telle époque du moyen âge, il y avait 35 à 40 millions d'heureux serfs au lieu de 12 à 15 millions de misérables, comme on l'admet communément.

2° On croyait que la civilisation et l'instruction avaient adouci les mœurs et contribué à diminuer le nombre des crimes.

Mais il y a une secte qui pense que la moralité est dans l'ignorance; on peut en voir un exemple dans deux articles de M. le docteur Lisle (2).

3° Enfin on croyait que l'instruction, l'hygiène, le bien-être allaient diminuer le nombre et la gravité de nos maladies, et en conséquence alléger un peu le pesant tribut que la mort prélève chaque année sur tous les âges. En un mot, on croyait que la vie moyenne de chaque âge s'était accrue, que la vaccine à elle seule sauvait chaque année un grand nombre de victimes arrachées à la variole.

Eh bien! ces douces croyances sont violemment mena-

<hr>

(1) *Démographie comparée*, chap. III du liv. I.
(2) *Union médicale*, 24 et 26 avril 1856, et notre réponse, numéro du 24 mai.

cées. Depuis dix années, la variole, comme le servage, comme l'ignorance, a trouvé des défenseurs ardents et opiniâtres qui se sont efforcés de démontrer que la vaccine est une fatale illusion, qu'elle ne préserve de la variole qu'en donnant ou en aggravant la fièvre typhoïde, etc.

Ainsi le progrès, qui était devenu une croyance publique, est mis en doute par une petite mais ardente phalange, et avec une persévérance qui semble indiquer la conviction. Cette conviction doit avoir sa raison d'être ; et nous croyons l'avoir trouvée.

La société, autrefois absorbée par ses souffrances, n'avait nulle conscience du progrès. Aujourd'hui, au contraire, elle en est généralement pénétrée ; mais, encore préoccupée des mouvements quelquefois tumultueux qui la portent en avant, elle se contente de cette appréciation instinctive, elle n'emploie pas pour constater sa marche la méthode scientifique, à laquelle elle doit sa supériorité. Tandis que les astronomes fixent avec tant de soins l'état du ciel afin d'apercevoir les moindres changements de la voûte céleste, l'homme social néglige de fixer par des mesures précises les divers attributs qui le caractérisent ; il néglige de se comparer à lui-même, aux différentes étapes du progrès, de sorte que l'idée de ce progrès, étant une affaire de foi et de sentiment, peut, suivant les tempéraments et les intérêts, être remplacée par une croyance contraire, car elle n'a plus rien d'obligatoire pour la raison. Cette révolte contre la croyance générale n'a pas tardé à se faire jour ; la plupart des points qui paraissaient définitivement acquis se sont trouvés contestés. Cette contestation est fâcheuse, elle retarde le progrès, en jetant le doute dans quelques esprits, et en diminuant l'ardeur des autres.

D'ailleurs, avouons-le, le doute est permis quand la

preuve scientifique n'est pas faite (le doute, mais non la négation, comme le font les adversaires).

Il est vrai qu'on ne peut nier sans folie l'augmentation des acquisitions scientifiques; mais ces victorieuses sciences, mais ces principes plus humains d'une plus saine économie politique ont-ils eu sur l'homme lui-même l'influence favorable que leur attribue le bon sens public? Voilà désormais les problèmes que chaque époque, que chaque génération est appelée à résoudre, afin de s'assurer qu'elle marche dans la route du vrai progrès, afin d'être avertie dès qu'elle s'engage dans une fausse voie, afin d'assurer et d'éclairer le présent et l'avenir par la lumière qui nous vient du passé.

Or, puisque la détermination exacte des valeurs moyennes de chacun des attributs qui caractérisent l'homme, isolé et collectif, à chaque génération, et la comparaison successive de ces moyennes, nous fournissent un procédé rigoureux pour apprécier, pour mesurer sur chaque point notre marche progressive, stationnaire ou rétrograde; puisque cette détermination nous avertit de persévérer ou de modifier nos procédés, la statistique peut et doit devenir le vrai flambeau des sociétés modernes.

Que les nations s'empressent donc (elles seules le peuvent) de recueillir et de publier tous les faits sociaux qui peuvent se traduire par des nombres, afin que nos fils n'éprouvent pas le même embarras, les mêmes tiraillements qui, par le fait de l'incertitude des opinions, jettent notre société dans de si fâcheuses hésitations, semblables à celle d'une caravane s'avançant sans boussole dans des contrées nouvelles et aussi inconnues des voyageurs que des guides auxquels ils auraient eu la folie de se confier : s'apercevant bientôt aux marches et contre-marches que l'ignorance des conducteurs est égale à celle de ceux qui les suivent, le trouble et l'incertitude s'empareraient de tous, et les délibérations tumultueuses ne feraient que les accroître. On sortirait au contraire de ces pénibles angoisses, quand l'examen scientifique du ciel et de la terre, l'étude de l'étendue et de la direction de la route suivie ayant fait reconnaître le chemin parcouru, éclairerait sur celui qui reste à parcourir.

Les nations s'avançant vers un avenir inconnu sont semblables à ces voyageurs ; les guides sont aussi ignorants que les peuples sur la route à suivre : que les voyageurs ou leurs guides saisissent donc le flambeau que leur offre la science sociale ; cette science ne saurait avoir d'autre base que la statistique.

Ceux qui les premiers sauront se servir de ce merveilleux instrument prendront les devants d'une marche ferme et assurée.

Mais en même temps que notre génération doit préparer les matériaux pour l'avenir, elle a aussi à vérifier les progrès accomplis par la comparaison du présent avec le passé. La tâche est difficile, parce que les matériaux sont incomplets : cependant nous croyons qu'on n'a pas toujours profité de ceux que l'on possède ; au moins nous ferons voir qu'il en est ainsi dans la question particulière que nous allons traiter ici, car nous n'entreprendrons point, dans ce modeste petit livre, de résoudre la question du progrès dans toute son étendue. Mais afin d'être plus sûr de ne pas nous égarer, nous proportionnerons le sujet à nos forces, et nous le limiterons à ce qui concerne la durée de la vie humaine. Nous rechercherons la marche, les oscillations de cette valeur, depuis le siècle passé, et en particulier l'influence que le vaccin peut avoir exercée sur elle. D'ailleurs, par un bonheur qui tient au choix du sujet, bien qu'ayant rétréci le champ de l'étude, c'est à peine si nous aurons rétréci celui de la conclusion ; car, de célèbres travaux ayant déjà prouvé que tout ce qui augmente le bien-être des hommes augmente la durée de leur vie, que tout ce qui le diminue accroît leur mortalité, quand nous déterminerons la marche et les oscillations de la durée de la vie humaine, nous déterminerons aussi celles du progrès social dans son ensemble.

Notre premier soin, en commençant cet examen, a été de nous informer de nos matériaux, de leur qualité, de rechercher si leur autorité était suffisante pour permettre une solution. Ce travail de critique doit être en effet le premier soin de tout statisticien, comme le premier devoir de l'homme à la recherche d'une vérité est de s'abstenir de juger, de *savoir ignorer* quand les éléments suffisants ne lui sont pas connus, quand le problème est indéterminé.

Ainsi ce ne sont pas des considérations littéraires ou philosophiques que nous voulons présenter à nos lecteurs, ce sont des collections de faits qui permettront des conclusions rigoureuses sur quelques points et une forte probabilité pour d'autres ; ce ne sont pas des sentiments, des croyances qui résulteront de notre travail, mais des connaissances certaines qui émaneront de la méthode scientifique appliquée à la mesure des mouvements de la vitalité.

Hâtons-nous de le dire afin d'encourager le lecteur à nous suivre : la preuve rigoureuse de nos progrès y sera faite ; les croyances intimes de la nation y seront justifiées, sans autre restriction que pour quelques âges du sexe masculin ; elles changeront leur caractère vague, incertain, par conséquent contestable, en une notion scientifique, certaine, déterminée, et par suite obligatoire. Car telle est la nature admirable des vérités scientifiques, qu'elles n'ont besoin pour s'imposer ni de gens d'armes, ni d'inquisiteurs ; elles n'ont qu'à se montrer pour subjuguer : c'est le signe le plus certain de leur céleste essence.

LIVRE PREMIER.

CONCLUSIONS TIRÉES DE L'ÉTUDE COMPARÉE DE LA MOR-
TALITÉ EN FRANCE, AUX XVIII° ET XIX° SIÈCLES.

CHAPITRE PREMIER.

EXAMEN DES DOCUMENTS.

I.—Historique de la question.

Les conditions de la durée de la vie humaine ont été
étudiées dans la première partie de notre siècle par un
certain nombre de savants d'un grand mérite, et justement
renommés soit par leurs talents, soit par leur travail :
parmi eux on compte Rickman, Francis d'Ivernois, Benoiston, MM. les docteurs Boudin, Lombard, etc., A. Guillard, l'illustre et vénérable docteur Villermé, etc.

Nous-même, saisi de l'intérêt de ces recherches, nous
avons essayé d'en résumer quelques résultats dans notre
thèse inaugurale (1852). Ces travaux divers ont surtout
mis en lumière l'immense influence du bien-être sur la
durée de la vie, influence qui masque toutes les autres et
les résume en quelque sorte.

Ils ont fait voir que la durée moyenne de la vie est la meilleure mesure de la prospérité humaine ; que les privations,
les souffrances physiques et morales, se traduisent par une
augmentation de décès, par une vie moyenne moindre ;
que bien-être, bonheur, instruction, liberté, longue vie,

4.

sont des termes qui se commandent mutuellement, et qui ont pour antithèses, privation, misère, ignorance, esclavage, mortalité rapide, — devise fatale d'une grande portion du genre humain.

Les conclusions de ces travaux amenaient implicitement la conviction que la prolongation de la vie humaine devait être le résultat des rapides progrès de notre patrie depuis un demi-siècle, progrès résultant non-seulement de l'application progressive des sciences à l'hygiène publique ou privée, mais surtout de l'accroissement de bien-être dû à la profonde révolution *sociale* venue au monde dans la nuit du 4 août 1789, et qui, suivant le vœu de la prière évangélique que les chrétiens répètent quotidiennement depuis dix-huit cents ans sans paraître le comprendre, a commencé à faire régner sur la terre un peu de cette divine justice que certaines sectes veulent dévotement reléguer dans le royaume des cieux.

Ainsi, avant notre travail, il ressortait déjà de l'histoire et des travaux de célèbres statisticiens, la probabilité que sous l'influence de l'héritage à nous légué par la grande génération qui a précédé la nôtre, la vie humaine avait dû notablement s'allonger.

Parmi les bienfaits dont nous sommes redevables au XVIIIe siècle, la vaccine est sinon le plus grand, au moins le plus généralement apprécié. Sous l'influence de ce nouvel agent convenablement employé (revaccination), la population est à l'abri d'une maladie cruelle à laquelle il fallait rapporter un dixième à un douzième des décédés annuels, et qui défigurait en aussi grand nombre ou laissait infirmes ceux qu'elle ne tuait pas. Eh bien ! cette brillante découverte que nos pères ont accueillie avec acclamation, quelques hommes se sont mis en tête que c'est un *funeste présent*, qu'elle n'allége aucunement le tribut que le genre humain paie à la mort, ne faisant avec elle qu'un échange de victimes, qui se réduit à détourner sur la jeunesse et la virilité les coups épargnés à l'enfance; et que s'il est vrai que les chances de vivre se soient accrues pour les enfants, les chances de mourir se sont accrues encore plus pour les adultes ; ce qu'ils n'ont pas craint d'exprimer par cette formule : La mortalité a doublé en ce siècle pour les âges de vingt à trente ans.

Cette opinion a cherché par tous les moyens à se faire accepter. Elle s'est appuyée tantôt sur de prétendues statistiques, tantôt sur des théories médicales qui datent de plusieurs siècles et que le nôtre avait justement mises en oubli.

Ici prenant le ton sérieux, les allures savantes, elle a recherché, sans succès il est vrai, l'approbation des plus illustres Académies ; là adoptant les formes plaisantes ou dramatiques, elle s'est parée pour le public et a quêté les bravos des rues et des salons ; elle a échauffé les imaginations par des phrases sonores, par des théories merveilleuses, auxquelles toujours quelques gens se laissent prendre. C'est ainsi qu'un livre, nul au point de vue scientifique (*La dégénérescence de l'espèce humaine sous l'influence de la vaccine*), a pu jeter l'inquiétude et l'indifférence dans quelques esprits (1).

La vaccine, depuis qu'elle a été si audacieusement attaquée, n'a-t-elle pas trouvé d'énergiques défenseurs? De la part des médecins, la défense a été prompte et péremptoire, *au point de vue médical*. D'éloquents rappor-

(1) Nous avons appris, entre autres faits, qu'un conseil général de département, ému par le libelle diffamatoire auquel nous faisons allusion, a supprimé l'allocation annuelle pour l'encouragement de la vaccine, et que tel bureau de bienfaisance à Paris (le cinquième, nous a-t-on dit) a cessé d'exiger la garantie de la vaccination des enfants.

teurs, MM. Roche, Bretonneau, Barthe, Bousquet, ont prouvé que la métamorphose de la variole en fièvre typhoïde est purement imaginaire, que cette dernière maladie n'a rien de nouveau que le nom, et qu'elle a fait autrefois de grands ravages, sous les dénominations de fièvre putride, maligne, ataxique, bilieuse.

De son côté, la presse médicale n'a point failli à sa mission, ainsi que l'ont prouvé, entre d'autres qui échappent à notre mémoire, les travaux de MM. Aran, Perrin, le professeur Druhen aîné (*Union méd.*), Dechambre (*Gaz. hebdom.* et *Gaz. méd.*), MM. Barth, Tessier (de Lyon), le professeur Hæser (*Gaz. hebdom.*), Beaugrand (*Journal des conn. méd.*), Bertin (*Thèse inaug.*), le docteur Noirot, etc. Les théoriciens qui supposent que la vaccine aggrave les fièvres typhoïdes, en supprimant la modification que la variole imprime à l'économie, étaient réfutés d'avance par cette judicieuse remarque de M. Bousquet, que la vaccine ne supprime pas la variole, mais la remplace, et détermine à moindres frais une modification de même nature. C'est en effet parce que cette modification place les vaccinés dans les mêmes conditions que les variolés, que les uns et les autres sont réfractaires à une nouvelle variole.

Le côté médical de la question a donc été traité à fond; les prétentions *médicales* des anti-vaccinateurs ont été réfutées par des maîtres aux paroles desquels nous nous garderons de vouloir ajouter.

Mais la question n'était pas vidée pour cela : les adversaires de la vaccine, qui avaient pris position dès l'abord sur le terrain de la statistique, semblaient y être restés les maîtres. Et ils continuaient à affirmer presque sans contradiction que les âges adultes meurent deux fois plus aujourd'hui qu'autrefois.

M. Ch. Dupin avait montré, il est vrai, en comparant

les travaux de Duvillard à ceux de Demonferrand, que la vie humaine avait augmenté, loin de diminuer. Mais il fut répondu que la période qu'a étudiée Demonferrand (1817-1831) se trouvant comprendre encore un grand nombre des individus nés avant la propagation de la vaccine, l'*effet funeste* de ce procédé se trouvait masqué par des circonstances étrangères, etc.; qu'il n'en est plus de même pour la population actuelle qui, en général, a subi l'influence délétère du vaccin : et nous croyons que cette argumentation était restée sans réponse.

Enfin, M. le docteur A. Mordret (de la Sarthe) a publié une brochure sur l'*état actuel de la vaccine*, brochure qui, couronnée à Madrid, a eu, je crois, peu de retentissement en France (1). L'auteur entre dans la question statistique, il fait d'utiles remarques, et répond en partie aux imputations de M. Carnot touchant le département de la Sarthe : mais ce travail estimable a, selon nous, plusieurs côtés faibles, qui le rendent plus recommandable par ses intentions que par sa portée effective.

L'auteur, séduit par l'exemple de ses adversaires, a presque constamment négligé de prendre des moyennes. Ainsi il compare la mortalité de 1821 à celle de 1851, et il croit en pouvoir tirer des déductions légitimes.

Cette manière de procéder est inacceptable, contraire aux principes et à l'essence même de la science. M. le docteur Mordret intitule en vain son chapitre : *Réponse statistique*, etc. Ce n'est point là de la statistique, puisque, comme nous l'avons fait voir, cette science a pour caractère *essentiel* de ne s'occuper que de la détermination des valeurs moyennes et de leur comparaison.

Ainsi, rechercher la mortalité moyenne d'une période,

(1) Ce travail a vu le jour dans la *Revue médicale* de M. Sales-Girons.

raisonner sur cette moyenne, la comparer à d'autres moyennes analogues, c'est faire de la statistique. Mais comparer *une* année à *une* année, c'est, suivant toutes probabilités, comparer un chiffre accidentel à un autre chiffre accidentel ; c'est invoquer le hasard au lieu d'interroger la science.

D'un autre côté, certaines idées théologiques qui n'ont rien de commun avec la science paraissent embarrasser le lauréat de *Madrid*. Ainsi, quand il veut répondre à M. Carnot qui a parfaitement prouvé que la fécondité des mariages diminue, il s'écrie avec feu : « Il faut signaler et » flétrir une cause qui fait que les familles nombreuses » sont devenues bien rares. Les parents, pour ne point » augmenter leurs charges, pour laisser *aux héritiers de leur* » *nom* plus d'aisance un jour à venir, font en sorte de » n'avoir qu'un petit nombre d'enfants..... C'est là une » des plaies les plus vives de notre époque.... »

De sorte que le docteur Mordret, soit qu'il ne connaisse pas les travaux statistiques modernes, soit préoccupation extra-scientifique, n'informe ni M. Carnot ni ses propres lecteurs que, bien loin de voir dans la diminution des naissances un signe fâcheux, la *Démographie* (1), dépourvue de préjugés comme toute science, a remarqué ce phénomène presque exclusivement dans les populations dont le bien-être augmente, dont la mortalité s'affaiblit : de sorte que la diminution continue et persévérante des naissances est par elle-même un indice favorable ; et cet indice devient une certitude, quand la diminution des naissances

____

(1) Cette expression, proposée par M. A. Guillard pour désigner la statistique humaine, et déjà adoptée en Allemagne, paraît digne de l'être. Elle signifie histoire collective de l'humanité : et quelle autre manière d'écrire cette histoire que d'y appliquer la méthode statistique ?

accompagne, comme en France, l'augmentation continue de la population.

Ainsi, l'on prétendait prouver par la statistique la mauvaise influence de la vaccine, l'accroissement de la mortalité des adultes de 15 à 30 ans, etc., et aucune réponse précise n'avait été faite à une aussi grave assertion : de sorte que M. le professeur Malgaigne avait pu demander en pleine Académie de médecine : « Est-il vrai qu'avant la » découverte de la vaccine, il y eût un plus grand nombre » d'individus qui arrivaient à l'âge mûr ? C'est une simple » demande que je fais, c'est une question de chiffres qui » vaut la peine d'être discutée. Les nombres appliqués à » des faits vrais, c'est l'observation multipliée par elle-même. » Si les chiffres sont vrais, acceptez leur signification ; s'ils » sont faux, dites-le franchement, et surtout prouvez-le.» (*Séance du* 13 *septembre* 1853.) Nous avons donc entrepris de répondre à la question si nettement posée par l'éloquent professeur de médecine opératoire.

Nous avons cherché à rendre notre réponse aussi nette, aussi catégorique que la demande était précise. Les nombreuses approbations qui ont honoré nos travaux, les imposantes autorités scientifiques qui se sont déclarées en notre faveur, nous autorisent à croire que nous n'avons pas manqué notre but. L'habile et consciencieux rédacteur en chef de l'*Union médicale*, avant de publier notre premier essai, ayant cru devoir le soumettre à l'appréciation d'un célèbre médecin statisticien, membre de l'Institut, de M. Villermé, a obtenu son approbation formelle (1). Le

(1) Nous nous honorons de reproduire ici la note dont M. Amédée Latour fit précéder notre premier article (*Union médicale*, n° 102, 1855) : « Ce travail, sur lequel nous appelons l'attention la plus » sérieuse de nos lecteurs, a été soumis à l'examen de notre savant » confrère M. Villermé, jugé si compétent en pareille matière, et qui » a bien voulu entendre la communication que nous lui en avons

savant professeur dont la question nous avait incité à ce travail a reproduit notre essai *in extenso* dans son journal, accompagnant cette reproduction d'une note très flatteuse (1).

Bientôt après, les comités de vaccine de Toulouse et de Rouen nous adressaient des félicitations, et le dernier reproduisait dans ses *Comptes rendus* toutes les parties alors publiées de notre travail. Enfin, M. Bousquet, le savant président rapporteur du comité de vaccine à l'Académie de médecine, nous ayant demandé un résumé de nos recherches, l'a trouvé digne d'être joint à son rapport annuel et imprimé à sa suite ; et le ministre, sur la proposition de l'Académie de médecine, nous a accordé pour ce travail une honorable récompense.

Nous espérons donc, puisque nos premiers essais ont été si favorablement accueillis, qu'il en sera de même de l'ensemble de nos recherches rendues aussi complètes que possible, c'est-à-dire aussi complètes que le permettent les documents statistiques, qui, malgré leur imperfection à d'autres points de vue, ne peuvent laisser le moindre doute sur la solution exacte de la question relative aux effets de la vaccine.

» faite. M. Villermé lui a donné son approbation la plus explicite;
» les documents et les éléments statistiques sur lesquels ce travail
» repose sont parfaitement connus de M. Villermé, et il pense que
» l'auteur n'en a tiré que des conclusions vraies et légitimes. »
   (1) « Nous reprenons à l'*Union médicale* (a dit M. Malgaigne) cet
» intéressant article, que nous nous félicitons d'avoir inspiré. Après
» tant de maladroites déclamations des défenseurs officiels et officieux
» de la vaccine, qui, malgré des intentions très pieuses, tendaient
» bien plutôt à ébranler les convictions qu'à les raffermir, voici enfin
» un travail sérieux, et que la science peut avouer. M. Bertillon a
» parfaitement saisi le nœud de la question, et il nous paraît l'avoir
» dénoué d'une manière satisfaisante. Par le temps qui court, ce
» n'est pas un petit bonneur. » (*Revue médico-chirurgicale*, septembre 1855.)

II. — Source des documents.

Les adversaires de la vaccine affirment que la mortalité
a beaucoup augmenté aux âges adultes, et que particulièrement elle a *doublé* de 20 à 30 ans; et ils expliquent cette
augmentation de la mortalité par l'aggravation des maladies gastro-intestinales, et en particulier de la fièvre typhoïde, qui, si elle n'est pas nouvelle, ainsi qu'on le leur a
péremptoirement prouvé, ferait, suivant eux, un plus grand
nombre de victimes aujourd'hui qu'autrefois. Or, sur cette
explication on ne peut leur répondre qu'une chose, c'est
de prouver leur assertion. Car, pour ou contre cette affirmation on n'a aucun chiffre à fournir; la statistique médicale, qui est encore aujourd'hui dans les douleurs de
l'enfantement, n'a laissé aucun document sur les siècles
passés. Et la question qui s'agite ici, bien qu'elle ait quelque chose de fâcheux, aura pourtant l'avantage de rendre
plus sensible l'importance qu'il y a pour l'humanité de
savoir le nom et le nombre des affections qui l'assiégent,
afin de pouvoir toujours se rendre compte des mouvements de la hideuse légion nosologique. Comment faire
l'histoire des maladies humaines sans cette statistique?
Comment apprécier la santé humaine et les progrès réels
ou vains de nos efforts en hygiène ou en thérapeutique?
Que répondre à ceux qui les nient? Comment empêcher
le doute ou la négation d'un progrès qu'on ne peut démontrer? Que l'administration éclairée s'empresse donc,
comme nous estimons qu'elle le doit, de satisfaire aux
vœux de la science, qui ont été formulés avec tant d'autorité par le congrès international de statistique, tenu à
Paris, en 1855, au Palais législatif, sous la présidence du

ministre de l'agriculture et des travaux publics (1) : elle
créera ainsi en France l'importante statistique des causes
de décès et celle des épidémies ; elle éclairera l'avenir sur
la marche de l'humanité, en lui permettant d'apprécier les
modifications que subit la santé publique sous l'influence
des sciences médicales, hygiéniques et économiques. Si le
siècle passé nous eût donné quelques relevés, même partiels, des victimes dues aux principales causes de décès,
nous ne serions pas désarmés pour combattre sur ce point
les assertions des adversaires de la vaccine, ou mieux ces
adversaires ne fussent pas nés.

Heureusement que si nos pères ont omis de compter les
malades, quelques-uns des plus savants et des plus vertueux d'entre eux ont compté les morts à chaque âge ; de
sorte que, sans avoir les éléments nécessaires pour réfuter
l'hypothétique explication des ennemis de la vaccine, nous
en avons assez pour appuyer sur une base solide ou pour
renverser le fait statistique qu'ils avancent, savoir, que la
mortalité en France ait doublé de 20 à 30 ans depuis le
siècle dernier, c'est-à-dire depuis l'introduction de la vaccine (coïncidence qui ne suffirait pas pour motiver la conclusion de cause à effet). Si, en faisant usage de ces documents, nous sommes conduits à conclure que l'aggravation
annoncée n'existe pas, l'explication sera vaine. Apprécions
donc avec soin l'assertion de la mortalité doublée.

Il faut convenir, à la décharge des propagateurs des
idées nouvelles, que la France est peut-être un des pays du
monde civilisé où l'on peut le mieux se faire illusion sur

(1) *Compte rendu* officiel du congrés international de statistique,
publié par l'ordre du ministre, 1856. Voyez aussi notre compte rendu
de la partie médicale du même congrès (*Gazette hebdom.*, n°° 39, 40
et suiv., 1855, et n° 2, 1856 ; — *Union médic.*, n°° 138, 141, 1855 ;
et surtout n°° 133, 134, 135, 1856).

la mortalité des âges. D'une part, nous n'avons que depuis fort peu de temps un recensement par âges, un seul, et encore est-il fort imparfait. D'autre part, nous avons, il est vrai, l'état civil le plus régulier et le plus authentique qui soit institué nulle part ; mais l'administration de la statistique néglige d'en faire sortir l'enseignement le plus indispensable, car elle n'a encore publié *aucune mortuaire*. Trop éclairée pour ignorer la haute utilité de ces tables, mais arrêtée par un scrupule fort exagéré (qui devrait céder devant la loi des grands nombres), elle ne se croit pas encore assez sûre de ses matériaux pour construire. Heureusement pour la science, qui souffrirait de cette fâcheuse et blâmable retenue, des travaux privés très respectables et très réputés nous mettent à même de prononcer avec assurance entre le xviiie et le xixe siècle.

Nous avons, pour formuler la mortalité de notre temps, un travail complet qui a la même valeur qu'une publication officielle : c'est le relevé des décès par âges, fait pour toute la France, sur la période décennale 1840-49 par M. Heuschling, secrétaire de la commission centrale et chef de division au ministère de l'intérieur à Bruxelles. M. Heuschling a obtenu du ministère français l'envoi de toutes les feuilles préfectorales. Il a donc fait son travail sur les relevés officiels de l'état civil ; et il l'a fait avec l'exactitude consciencieuse que l'on devait attendre d'un fonctionnaire public et d'un savant renommé. Sa *table mortuaire* (1) a été publiée par M. Guillard dans l'*Annuaire de l'économie politique et de la statistique* pour 1854 (Guillaumin).

Pour le xviiie siècle, et spécialement pour sa seconde moitié, nous sommes moins complétement renseignés. Nous pou-

____

(1) Une table mortuaire est celle dans laquelle on note le nombre

vons cependant nous appuyer avec confiance sur les laborieux relevés de quelques auteurs justement estimés, tels que Montyon, Messance, Duvillard, Dupré Saint-Maur, Necker. Montyon, qui aurait la renommée d'un savant s'il n'avait celle d'un amant de l'humanité, avait écrit, vers 1774, des *Recherches et considérations sur la population de la France*, qu'il publia modestement sous le nom de Moheau (1); cet ouvrage est plein de nobles pensées, appuyées sur des observations sérieuses et chaudement exprimées. Ce livre, qu'on intitulerait aujourd'hui *Statistique humaine*, ou, comme M. Guillard, *Démographie*, a conscience de son œuvre, car il prend l'épitaphe suivante, tirée de Bacon: « Ergo rem quam ago, non opinionem, sed opus esse, » eamque non sectæ alicujus, aut placiti, sed utilitatis esse » et amplitudinis immensæ fundamenta. » « Ce que j'entreprends n'est point une affaire d'opinion, mais de travail, et doit être le fondement, non d'une secte ou doctrine arbitraire, mais d'une science dont l'étendue et l'utilité sont incommensurables. »

Il dédie son livre A UN ROI, mais il se garde d'en écrire le nom: « S'il existe aujourd'hui dans l'univers, dit-il, un » souverain dont la conduite annonce l'amour de l'huma-

de décédés à chaque âge; nous l'appellerons simplement *mortuaire*. Elle a la forme suivante :

$$\begin{aligned}
&\text{Décès de 0 à 1 an} \ldots \ldots \quad d_{0\ldots1} \\
&\text{Décès de 1 à 2 ans} \ldots \ldots \quad d_{1\ldots2} \\
&\text{Décès de 2 à 3 ans} \ldots \ldots \quad d_{2\ldots3}
\end{aligned}$$

ainsi de suite; $d_{0\ldots1}$, $d_{1\ldots2}$, $d_{2\ldots3}$, étant représentés par des nombres *résultant de l'observation*, d pour les deux sexes réunis, d' hommes, d'' femmes.

(1) Cette pseudonymie est une tradition de bibliothèque dont nous ne saurions donner d'autre preuve que celle-ci : « Le *Journal des savants*, mai 1779, dit qu'on attribue en partie à Montyon le livre de Moheau ; cette opinion a prévalu. » (*Biographie Michaud*, t. XXX.)

» nité, le respect pour les droits de sa nation, etc. , c'est à
» lui que cet ouvrage est dédié : ce n'est point l'auteur qui
» le lui présente, c'est le livre lui-même qui réclame un
» protecteur. »

A cette mémorable époque, les hommes avaient conscience qu'ils allaient assister à la naissance de l'éternel et
unique souverain de l'avenir, encore mineur aujourd'hui,
LA NATION ; et à celle de l'unique législateur du monde, LA
SCIENCE.

Montyon donne dans son livre, entre une multitude de
tables partielles, trois *mortuaires* principales et une petite
table de population.

Les décès résumés dans ces mortuaires ont été recueillis,
pour la plus grande partie, dans les paroisses des *généralités*
de Paris, de Rouen, de Lyon, de Riom, de Limoges. « On a
» (dit-il page 155) fait des recherches dans différentes
» provinces, on a rassemblé des villes et des villages, des
» pays salubres et malsains, afin que cet ensemble fût ana-
» logue à la masse de l'humanité française. »

Nous avons choisi, de ces trois mortuaires , celle qui
donne la mortalité la moins rapide et dont les éléments
paraissent appartenir plus spécialement à l'auteur : elle
comprend 45 643 décès (page 213). Au reste, elles diffèrent
très peu l'une de l'autre.

Dans celle qu'il donne page 157, il a réuni à ses propres
documents les 8 700 décès recueillis par Deparcieux, et
les 23 à 24 000 recueillis par Dupré Saint-Maur et publiés par Buffon. On voit qu'il n'a pas cru que ce petit
nombre de rentiers, relevés par Deparcieux, pût donner
une idée exacte de la mortalité générale de cette époque ;
car il se serait épargné des recherches ultérieures, qui ne
laissent pas d'être pénibles et de consumer beaucoup de
temps.

5.

I! fait même la judicieuse observation que « les rentiers « viagers forment une portion d'élite dans la masse de » l'humanité, qui ne peut être comparée qu'avec une classe » pareille. » (Page 184.) Et il en donne la preuve un peu plus loin (page 220), en montrant que les enfants ordinaires meurent plus vite que les enfants rentiers.

Messance, receveur des finances de l'élection de Saint-Étienne en Forez, écrivait en 1766 et 1788. Ses *Recherches sur la population française* dans diverses généralités lui ont acquis beaucoup d'estime. Sa table mortuaire résulte de 101,534 décès. Il a de plus eu le soin de nous laisser le rapport de la population âgée de moins de 14 ans avec celle au-dessus de cet âge. Dupré Saint-Maur a recueilli environ 13 000 décès dans trois paroisses de Paris et 11 000 dans douze paroisses des campagnes voisines. Sa table a été publiée par Buffon et corrigée par Saint-Cyran d'après la méthode de Deparcieux et les indications de Buffon lui-même.

Messance l'a ajoutée à ses observations propres, en sorte qu'elle fait partie des 100 000 décès qu'il a étudiés ; aussi ne l'avions-nous pas donnée dans notre premier travail. Mais, comme M. Carnot en fait grand cas, nous avons résolu de l'examiner séparément. Buffon tenait cette table en bonne estime, parce qu'elle renfermait des citadins et des agriculteurs.

Enfin Necker a laissé un travail des intendances, dans lequel on relate la population de chaque gouvernement vers l'an 1780, et un tableau du mouvement (naissances et décès) des populations de ces intendances vers la même époque. Ces données ont été tellement estimées, qu'elles ont trouvé place dans la statistique de France due au ministère de l'agriculture (*Population*, t. I, p. 154 et 286).

C'est aussi dans la statistique de France que nous

trouvons (tome II, *Population*, 1855) le recensement par
âges de 1851; c'est le premier recensement français qui ait
publié cette donnée si importante pour la démographie.

L'académicien Duvillard a publié en 1806 sa célèbre
Analyse de l'influence de la petite vérole sur la mortalité.
Mais ce savant ne nous donne point la mortuaire originale
qui a servi de base à ses calculs : il dit seulement que cette
mortuaire comptait 101 542 décès, c'est-à-dire à huit décès
près, le même nombre que Messance, dont il a peut-être
adopté les données. Savant mathématicien, il déduit lui-
même de ces 100 000 décès le danger de mort et la vie
moyenne à chaque âge.

Nous avons donc pour étudier la mortalité de la seconde
moitié du xviii° siècle, en mettant à part le travail d'un
savant distingué, trois tables mortuaires ; et pour le xix°
nous avons une mortuaire complète, présentant toute la
garantie désirable. Enfin les deux volumes de la *Statistique de France* qui traitent de la population fournissent
pour le xviii° siècle, des documents précieux sur les mouvements de population, et pour le xix°, l'important recensement par âges de 1851.

Voilà les matériaux que nous avons pu découvrir et que
nous allons mettre en œuvre. Est-ce à dire que nous trou-
vions ces documents parfaits et au-dessus de toute critique? Nullement. Mais après avoir pesé mûrement leurs
imperfections, nous avons acquis la certitude qu'elles ne
sont point de nature à dénaturer les résultats, et que les
plus importantes se compensent.

Nous allons donc, afin d'en éviter la peine à nos contradicteurs, nous livrer rapidement à l'examen critique de
chacun de nos documents, et en apprécier les qualités et
les défauts.

III. — Examen critique des documents.

§ 1er. — *Documents du* XVIIIe *siècle.*

a. Les mortuaires.

Dans l'éloignement où nous sommes des faits, il nous serait difficile d'apprécier par elles-mêmes les mortuaires que nous a laissées le XVIIIe siècle. Mais comme la valeur d'une œuvre dépend des soins et de la conscience que l'on y a mis, la conscience et le mérite des Montyon et des Messance nous sont suffisamment attestés par leurs actions et par leurs écrits: un immense amour des hommes éclate à chaque ligne tracée par ces vertueux citoyens.

Les chiffres que donnent ces auteurs se corroborent les uns les autres; car d'une part les différences qu'ils présentent, les écarts quelquefois notables qu'on observe entre eux, attestent l'indépendance et l'originalité de leurs travaux, tandis que d'autre part, si leurs oscillations autour *du chiffre vrai et inconnu* sont trop grandes pour permettre des recherches délicates et précises, elles sont toujours, même dans les plus grands écarts, renfermées dans des limites assez étroites pour laisser voir clairement si la mortalité s'est notablement accrue, et *à fortiori* si elle a doublé à certaines époques de la vie. On pourra s'en convaincre par l'inspection des travaux que nous donnons ci-après. Il est pourtant une objection que nous voulons examiner avec soin, comme étant la seule qui nous paraisse de quelque valeur, c'est l'influence que la mauvaise tenue des registres des curés aurait pu avoir sur ces documents.

Disons d'abord que cette imperfection des registres était connue et appréciée de nos auteurs, qui s'en plaignent souvent et se préoccupent d'en éviter l'effet. C'est ainsi que

Messance nous dit, page 106 de *ses Recherches*, que : « La Pro-
» vidence, en donnant à l'espèce humaine les moyens de se
» multiplier et de se perpétuer, a assujetti les hommes à la
» destruction : cette destruction a sans doute ses lois ; il n'y
» a que la connaissance de la durée de la *vie moyenne* des
» hommes qui puisse les faire connaître. Il y a lieu de
» croire que la destruction de l'espèce humaine est pro-
» portionnée aux moyens qu'elle a de se multiplier ; s'il
» en était autrement, la population dépérirait ou se mul-
» tiplierait trop ; mais tant qu'on ignorera : 1° la durée de
» la vie moyenne des hommes ; 2° si cette vie moyenne est
» la même pour les hommes de tous les climats, etc........
» On pourrait suppléer en quelque sorte à la connaissance
» de la durée de la vie moyenne, par la comparaison des
» morts d'une province aux habitants qu'elle renferme ;
» mais le défaut d'exactitude des curés de la province d'Au-
» vergne et de la généralité de Lyon *a déterminé de sup-
» primer* dans cet ouvrage la recherche qu'on avait faite des
» morts de ces deux généralités, et empêche par consé-
» quent la comparaison du nombre des morts à celui des ha-
» bitants. » Ces passages remarquables prouvent et l'intelligence et les soins que notre auteur consacre aux matériaux
qu'il met en œuvre ; ils démontrent qu'il ne rapporte pas les
documents qui lui paraissent suspects ; en conséquence, ils
témoignent fortement en faveur de l'exactitude de ceux
qu'il a cru pouvoir adopter. Évidemment il a eu soin de
ne dépouiller que les registres bien tenus, qu'il a choisis
parmi tous ceux des provinces où il a travaillé (généralités de Rouen, de Lyon, d'Auvergne), puisqu'il aban-
donne un travail qui l'obligeait à prendre tout indistinc-
tement. Aussi Messance découvre-t-il déjà que la Normandie
offre moins de naissances et moins de décès que les autres
provinces, observation assez délicate et que la statistique

moderne est venue confirmer (d'Ivernois, Guillard, etc.).

Moheau, dans son livre, ne paraît pas apporter moins de soins que Messance à ne livrer que de bons documents.

Mais nous sommes descendu plus avant dans la question (1) : nous avons supposé que, malgré les soins de nos auteurs, les registres qu'ils ont dépouillés pouvaient encore être entachés de nombreuses omissions de la part des curés, et nous avons discuté l'effet de ces erreurs de détail sur l'ensemble de nos résultats. Nous avons démontré que l'effet de ces omissions n'a *aucune influence* sur les âges adultes ; la mortalité de l'enfance seule en est un peu diminuée. Ainsi nos mortuaires du xviiie siècle sont presque aussi correctes qu'on pourrait le désirer : l'enfance seule paraîtra plus favorisée qu'elle ne l'était réellement ; nous ne pourrons pas mesurer dans toute leur étendue les résultats de nos progrès scientifiques et économiques. Mais les progrès réduits que nous constaterons seront encore assez considérables pour nous obliger à la reconnaissance envers les travaux de nos pères ; et quant aux âges adultes, objet spécial de notre attention, nos mortuaires ne laissent rien à désirer.

b. Le travail de Duvillard.

Duvillard ne nous a pas donné son document primitif ni indiqué l'origine de ce document : il se contente de nous informer que son travail est fondé sur 104 542 décès recueillis quelques années avant la révolution en divers lieux de la France, et provenant d'une population de 2 920 672 individus ; qu'à l'époque où ces faits ont été recueillis, les

(1) Voyez note I.

mouvements de la population, naissances, mariages et décès, avaient toute la régularité désirable. Puis il nous prévient : « qu'en rectifiant les faits les uns par les autres, » en prenant le résultat moyen de plusieurs années, on » pouvait parvenir à connaître la loi de la mortalité avant » la révolution. » C'est ce qu'il a fait, et il nous livre le résultat de ce travail dans un livre célèbre, qui démontre quel était le savoir mathématique de l'auteur et avec quelle facilité il parcourait les hautes régions du calcul. Ses connaissances étendues, la bonne entente statistique qui éclate dans son livre, à une époque où la science n'avait pas encore formulé ses règles, sont la preuve d'un bon jugement; enfin son impartialité se montre dans ces lignes : « Mon » objet est de faire connaître le résultat des faits et non de » les concilier avec les opinions, ni de les expliquer. » (*Introd.*, p. 11.)

On voit donc que Duvillard est doué des qualités qui inspirent la confiance ; cependant, comme il a trop suivi l'usage de son époque en omettant de donner les détails suffisants sur ses sources et sur ses procédés, on pourrait, en usant de la sévérité de critique actuellement en vigueur dans les sciences, élever quelque doute sur l'exactitude de ses résultats. Nous avons voulu éclaircir ce doute, et nous espérons y être parvenu, en mettant à profit les données dues à l'administration de Necker et rapportées dans la *Statistique de France*.

Les lecteurs apprécieront que la parfaite concordance de nos résultats, déduits de sources toutes expérimentales, avec ceux de Duvillard, ne peut laisser d'inquiétude sur la valeur des travaux de ce savant. Il appert même de notre étude que Duvillard, en appliquant à la France entière la mortalité déduite de ses observations, a plutôt atténué qu'exagéré la mortalité : en effet, le tome I de la *Statis-*

tique de France nous apprend que la période 1781-84 comptait 1 décès sur 27 (0,037), tandis que Duvillard en donne 1 sur 28,7 (0,0357). Si donc nous avons à nous plaindre de Duvillard, c'est qu'il fait la part trop belle à nos contradicteurs ; mais notre position est assez bonne pour que nous leur laissions cet avantage.

§ 2. — Documents modernes.

a. Mortuaire de M. X. Heuschling.

Ce travail, avons-nous dit, a la même valeur qu'un travail officiel. C'est le document le plus parfait que nous possédions : aussi ne voulons-nous pas nous en servir sans témoigner notre reconnaissance envers le savant laborieux qui nous l'a octroyé ; et nous ne saurions mieux le faire qu'en rapportant les paroles de M. Guillard, auquel nous devons la publication de ce précieux document : « Il était dans nos destinées (grâce à l'obstiné silence de » la statistique officielle) de recevoir de Belgique notre » deuxième table mortuaire générale. X. Heuschling, labo- » rieux secrétaire de l'illustre commission belge, a relevé » pour 1840-49 toutes les feuilles mortuaires fournies pen- » dant ces dix années par nos 86 départements. La statis- » tique est-elle si peu cultivée en France, que les étran- » gers doivent faire notre besogne et nous rendre instruits » de nos propres faits ? Mais cette étrangeté n'est peut-être » pas la faute de nos statisticiens. *La nouvelle table* n'a pu » être dressée que sur le vu des documents qui chaque » année confluent de toutes nos communes au grand cen- » tre administratif. Les cartons ministériels se seraient-ils » ouverts aussi largement devant un simple statisticien » français que devant M. le secrétaire de la commission » belge ? On ne sait.

» Quoi qu'il en soit, si nous nous sommes laissé enlever
» le mérite de ce travail par un voisin plus actif, rougissons
» d'être paresseux, mais ne rougissons pas d'être reconnais-
» sants; et payons un juste tribut d'actions de grâce au
» calculateur patient, dévoué, infatigable, qui a bien voulu
» relever, par âges et par sexes, dix années de nos im-
» menses fastes mortuaires. Si ces relevés ont été faits (et
» nous n'en doutons pas) avec la conscience et l'exactitude
» d'un vrai savant tel qu'est M. X. Heuschling, c'est un ca-
» deau précieux qu'il fait à la science et à l'administra-
» tion (1). »

Mais, si ce travail est exact et consciencieux, l'époque
choisie n'est pas heureuse pour nous, qui sommes obligé
de l'accepter comme une moyenne du mouvement de la
population française à l'époque où nous vivons. Car chacun sait par quelles rudes épreuves notre peuple a passé
dans cette fatale période : cherté de 1846 et disette de 47,
révolution et réaction de 1848 et 49, choléra de 1849. Ces
événements accumulés ont jeté de profondes perturbations
dans les mouvements de la population; ils ont considérablement aggravé la mortalité ordinaire, ainsi qu'on en
peut juger par le rapprochement suivant: la période 1836-
45 a fourni 7 930 000 décès, et la période 1840-49,
8 220 000, soit une augmentation de 200 000 décès pour
la période choisie par M. X. Heuschling, c'est-à-dire un
accroissement de 0,036, quand la population ne s'est accrue que de 0,022. C'est une fâcheuse circonstance pour
nous qui espérons prouver que le progrès social de notre
demi-siècle a allégé la mortalité. Les adversaires, qui
veulent faire dire le contraire aux documents, n'eussent
pas choisi une époque plus favorable à leurs prétentions.

(1) *Annuaire d'écon. et de statist.*, p. 444 (1854, Guillaumin).

En effet, nous partons de Duvillard qui a diminué notablement la mortalité du xviii{}^e siècle, pour arriver à X. Heuschling, évaluant celle du xix{}^e sur un espace de temps où elle peut paraître à son maximum.

Que l'obscurantisme pourtant n'en éprouve aucune joie, car les progrès dus à la science moderne sont au-dessus de ces chances aléatoires.

b. Recensement de 1851.

Nous avons étudié ce recensement avec beaucoup de soin. Trois genres d'erreur l'accusent d'abord, et peuvent le faire juger plus sévèrement qu'il ne mérite, ainsi qu'il est arrivé à M. Legoyt et à nous-même.

1° Un grand nombre de nouveau-nés et d'enfants ont été omis (au moins 500 000), ainsi qu'on peut s'en assurer en comparant avec les chiffres fournis par le recensement les naissances des années 1850, 1849, 48, 47, diminuées des décès de 0 à 1 an, de 0 à 2 ans, etc. Cette comparaison dénonce l'erreur, et invite en même temps à la corriger au moyen des documents absolument certains de l'état civil (voy. note II, a).

2° Un genre d'erreur très connu des statisticiens et très prononcé dans notre recensement, c'est la surcharge des nombres de vivants correspondants aux âges de 30, 40, 45, 50, etc., au détriment des âges intermédiaires; cela tient à ce que beaucoup d'individus ne se donnent pas la peine de rechercher leur âge exact, et déclarent un nombre rond. Cette erreur peut facilement être rectifiée, soit par des interpolations dont la méthode a été indiquée par Deparcieux et Saint-Cyran, soit, comme nous l'avons fait, en considérant seulement les périodes d'âge de 5 en 5 ou de 10 en 10 ans.

3° Enfin l'âge de 20 ans chez les hommes a été le siége
évident de fraudes, exécutées sans doute dans l'espoir de
se soustraire à la conscription ; les déclarations des familles
ont reporté vers 17 ou 18 ans, ou vers 27 et 28 ans, les
jeunes gens âgés de 20 ans, de sorte que cet âge, au lieu
d'être surchargé comme les autres dizaines, est au contraire très affaibli. La comparaison du nombre des conscrits de 1851 et des années qui précèdent et qui suivent
ne peut laisser aucun doute sur ce point, et permet également de faire les corrections. On s'aperçoit aussi, en comparant le nombre des jeunes gens à celui des femmes du
même âge, que non-seulement un certain nombre de jeunes
hommes de 20 ans ont été reportés à d'autres âges, mais
encore que beaucoup ont été entièrement omis. En effet,
les mortuaires font présumer que c'est seulement vers 50 ou
55 ans que l'excès des naissances masculines est épuisé par
l'excès de mortalité du sexe mâle ; en conséquence le nombre des hommes doit jusqu'à cet âge être supérieur à celui
des femmes, et le recensement lui-même vient justifier
cette vue.

Et pourtant ce même recensement donne, pour l'âge
de 20 à 30 ans, plus de femmes que d'hommes ! Cette inégalité, inverse de celle à laquelle on devait s'attendre, accuse sans doute un certain nombre d'omissions. M. Quételet a constaté la même infidélité en Belgique. Nous étions
donc autorisé à introduire cette correction dans nos rectifications. Cependant nous n'avons pas voulu qu'on pût
nous accuser d'avoir grossi le nombre des jeunes gens à
ces âges, qui sont ceux sur lesquels portent les contesta-
tions. Nous avons mieux aimé par cet abandon diminuer
un peu l'effet appréciable de nos progrès, que de présenter
un joint où se seraient accrochés nos contradicteurs. Nous
avons donc seulement rétabli la continuité des nombres

altérés de 15 à 30, en nous appuyant sur le chiffre moyen de recrutement et la mortuaire, données dont la solidité ne peut être contestée (voy. note II, *b*). Ces rectifications faites, nous estimons que le recensement de 1851 est encore, jusqu'à nouvel ordre, le meilleur document qui nous fasse connaître la distribution des âges en France (1).

On l'a accusé de grossir le nombre des adultes mâles, parce que ce nombre dépasse très notablement celui des électeurs inscrits. Mais est-ce que les listes électorales comprennent toute la population recensée? Il s'en faut bien. Pour être compris sur les feuilles électorales, on doit non-seulement être Français, mais encore n'être point détenu, jouir de sa raison, avoir *six* mois de domicile fixe, etc. Un grand nombre échappent à ces conditions, tels que :

40 000 détenus,
50 000 aliénés,
200 000 vagabonds,
380 000 étrangers,

enfin un nombre considérable et indéterminable d'individus qui n'ont pas six mois de domicile fixe, qui habitent les hôtels, etc. Ainsi il n'y a pas de conclusion à tirer de la comparaison du nombre des électeurs inscrits au nombre des majeurs. On voit bien que ceux-ci doivent être plus nombreux que ceux-là, mais nous ne voyons pas comment on pourrait établir le rapport entre ces deux quantités. Et d'autre part un recensement qui, comme le nôtre, se fait *par liste* nominative, peut bien commettre de nombreux oublis, mais il ne saurait pécher par un excès contraire. Les statisticiens (Quételet, Guillard, Legoyt) sont unanimes sur ce point.

(1) Voyez la note III, à la fin du volume.

On verra d'ailleurs que ce recensement s'éloigne peu de la table calculée par **M.** Mathieu, ou de celle que nous avons dressée, nous-même d'après la méthode dite de Halley.

IV. — Méthodes applicables à ces documents; nécessité de les diviser en plusieurs groupes.

La simple comparaison des tables mortuaires ne suffit point par elle-même pour apprécier la mortalité de chaque âge. Démontrons cette insuffisance par un exemple. *Sur* 1000 *décès de tout âge*, les mortuaires du siècle passé (Montyon ou Duvillard) nous apprennent qu'il y a environ 61 décès de 20 à 30 ans, tandis que pour notre temps M. Heuschling en a trouvé 75. En peut-on conclure, d'après une méthode familière aux adversaires de la vaccine (1), que les adultes succombent en plus grand nombre aujourd'hui qu'autrefois ? Non, ce serait commettre une grossière erreur, qui pourrait en principe relever de deux causes bien distinctes, et qui en fait relève des deux causes combinées. En effet, s'il y a aujourd'hui un *plus grand nombre relatif d'adultes* (et nous verrons qu'il en est ainsi), il est tout simple qu'ils fournissent un *plus grand nombre relatif de décès*. Mais même en dehors de cette considération, même en supposant stationnaires les rapports des vivants de chaque âge, on ne serait pas autorisé à conclure que les adultes succombent en plus grand nombre, de cela seul que SUR MILLE DÉCÈS DE TOUT AGE on en trouve aujourd'hui 75 de 20 à 30 ans au lieu de 61 qu'on avait autrefois. Car, si la mortalité des autres âges a diminué (et l'on sait qu'en fait la mortalité de l'enfance est celle qui s'est le plus no-

(1) *Union méd.*, 1855, p. 585; — *Gaz. hebdom.*, 1855, n° 5.

6.

tablement atténuée), tandis que celle de 20 à 30 ans est restée à peu près stationnaire, il résultera de ces conditions que sur un même nombre de décédés, on en trouvera un plus grand nombre de 20 à 30 ans, puisque les décès des autres âges auront diminué.

Nous aurons occasion de revenir sur ces gaucheries de calcul, dans lesquelles se complaisent nos contradicteurs: nous ne les discutons pas encore ; nous cherchons seulement la méthode applicable aux matériaux que nous possédons.

Il n'y a donc vraiment qu'une manière d'apprécier la morta ié qui pèse sur les âges, c'est de comparer le nombre moyen des décès de chaque âge ou de chaque période d'âge, au nombre moyen des vivants *qui les fournissent* : le rapport qui lie ces deux quantités est la probabilité, ou le danger de mourir, ou encore le *coefficient de mortalité* propre à chaque âge (1). Si, par exemple, en reprenant les exemples et les chiffres ci-dessus, on trouve que dans le XVIII⁰ siècle il fallait 4 075 vivants de 20 à 30 ans pour fournir 61 décès annuels, on dira que le danger de mourir était $\frac{61}{4075}$, soit 1/66, c'est-à-dire qu'il y avait, en moyenne, pour cette période de la vie, 1 décès sur 66 vivants. En donnant à cette fraction 1/66 la forme décimale, elle devient 0,015. On appelle aussi cette fraction *coefficient de*

---

(1) Puisque le bon sens ne suffisait pas aux adeptes de la doctrine que nous combattons, les premières notions du calcul des probabilités auraient dû les fixer à ce sujet. Ils auraient vu qu'il n'y a qu'une méthode de calculer la probabilité ; la règle en est écrite en italique dès les ,remières pages de tout traité élémentaire : « *On estime la probabilité mathématique en divisant le nombre des chances favorables à l'événement* (le nombre des décédés) *par le nombre total des chances* (le nombre moyen des vivants qui fournissent annuellement le nombre des décès).

mortalité de 20 à 30 ans, parce que, en multipliant, par exemple, un nombre de vivants compris entre 20 et 30 ans par cette fraction, on obtient le nombre des décès annuels qu'il fournit : le coefficient étant 0,015, 1000 vivants de 20 à 30 ans donneraient chaque année 15 décès; 100 vivants en donneraient seulement 1,5.

Ainsi il nous faut des tables de population qui nous donnent, pour les mêmes époques que les mortuaires, le nombre des vivants de chaque âge ou de chaque période d'âge correspondante aux périodes des mortuaires ; il faut de plus que la population de ces tables soit certainement celle qui a fourni les décès annuels indiqués par la mortuaire. Pour notre époque, nous avons le recensement par âges de 1851 ; et comme c'est presque cette même population recensée par âges en 1851 qui a fourni la mortuaire, il nous sera facile de ramener par un calcul la population moyenne 1840-49 donnée par le recensement, à la distribution par âges qu'elle devait offrir, et de savoir ainsi approximativement le nombre des vivants de chaque âge qui en 1840-49 a fourni les décès relevés par X. Heuschling.

Pour le siècle passé, nous n'avons sur ce sujet que fort peu de données expérimentales. Montyon nous donne une très petite table de population, résultat du recensement de dix paroisses et sans mortuaire qui lui corresponde. Messance cependant, par de nombreux recensements, fixe les rapports de la population au-dessus et au-dessous de 14 ans. Bien que cette division ne corresponde pas exactement à celle des mortuaires qui nous sont laissées, ce rapport, oublié jusqu'à ce jour en statistique, nous sera précieux, et jettera une vive lumière sur la question que nous traitons. Il est donc vrai que, d'une part, les mortuaires de Moheau, de Dupré Saint-Maur, de Messance, ne sont pas accompagnées de recensements de la population qui les a fournies ; tandis que, de l'autre, ce nombre est connu pour la mortuaire extraite de Duvillard, et il l'est aussi pour celle de **M. X.** Heuschling, qui a été recueillie sur l'ensemble de la population française. Cette inégalité de position s'oppose à ce que nous comparions immédiatement tous nos documents les uns aux autres ; étant de qualités différentes, ils ne peuvent, sans danger d'erreur, être soumis aux mêmes questions. Pourrait-on exiger du bachelier ce que l'on est en droit d'attendre du licencié? Vouloir les interroger ensemble serait s'exposer à n'obtenir du premier que l'erreur, ou à négliger de s'informer de tout ce que peut donner le second. C'est pourquoi nous diviserons en deux parties l'examen de nos documents: nous interrogerons chacun d'eux par une méthode appropriée à ses qualités, afin d'en obtenir tout ce qu'il peut fournir sans risquer de dépasser leur portée.

CHAPITRE II.

EMPLOI DES DOCUMENTS.

I. — Première méthode, applicable aux mortuaires du XVIIIᵉ siècle.

Constatation du progrès.

Dans ce premier cas, interrogeons ces mortuaires du XVIIIᵉ siècle qui ne sont accompagnées d'aucune donnée sur la population ; comparons-les à la mortuaire de **M. X.** Heuschling, en simulant pour celle-ci la même ignorance que celle où nous sommes sur les premières au sujet du nombre des vivants qui les ont fournies.

Bien que nous devions tirer nos premières déductions des seules mortuaires, nous nous garderons, pour les raisons déjà déduites, de les confronter directement : c'est un mirage perfide qui a séduit nos vaccinophobes (1).

En effet, quoi de plus agréable à leurs yeux que l'inspection des deux mortuaires suivantes ?

MORTUAIRES CONTRACTÉES

Nombre des décès de chaque âge.

AGES.	de Moheau (vers 1775).	de Heuschling (1840-49).
0 à 1 an..	2790	1876
1 à 2	1370	600
2 à 3		327
3 à 5	500	362
5 à 10....	520	422
10 à 20....	443	496
20 à 30....	615	753
30 à 40....	719	616
40 à 50....	696	694
50 à 60....	716	798
60 à 70....	747	1147
70 à 80....	652	1230
80 à 90....	202	607
90 à 100....	30	73
	10000	10000

La jeune doctrine de M. H. Carnot y croit lire son triomphe! Le xviiie siècle avait, il est vrai, de la naissance à 10 ans, 0,5180 décès (plus de la moitié du total des décès), et le xixe n'en a que 0,3587 (le tiers du total) ; mais de 10 à 20, de 20 à 30, voyez, disent-ils, comme la mortalité s'est accrue !

(1) *Union méd.*, n° 146, 1855.

Mais le lecteur qui a pris connaissance des pages 65 et 66, sait que 75 décès actuels (de 20 à 30 ans) contre 51 décès anciens, sur 1000 décès de tout âge, ne prouvent nullement que le danger de mort soit plus grand de nos jours qu'au siècle passé. Il nous faut donc découvrir la population qui a dû produire ces mortuaires. Or, on rapporte à l'astronome Halley une méthode qui a été donnée et adoptée par tous les auteurs depuis 1693 jusqu'à nos jours (1) ; elle consiste à procéder comme si, par exemple, les 1000 décédés, rapportés ci-dessus par X. Heuschling, étaient nés la même année. Le premier chiffre de la mortuaire, 187, indique le nombre de ceux qui sont morts avant l'âge d'un an révolu ; le second , 60, le nombre des décédés dans le cours de leur seconde année ; de sorte que 1000—187, exprimera le nombre des survivants à un an, soit S_1 ; S_1—60, le nombre des survivants à deux ans, soit S_2 ; ainsi de suite pour les âges suivants : on obtient alors une table du nombre des survivants à *chaque âge révolu*. Cette table, par une déviation de langage, était appelée *table de mortalité*, et cette expression impropre était appliquée à plusieurs autres tables très différentes les unes des autres. Il convient de substituer à cette dénomination celle plus heureuse de *table de survie*, proposée par M. Guillard. On dresse donc de cette manière une table de *survie*, et l'on obtient les nombres qui correspondent aux expressions S_0(2), S_1, S_2, S_{20}.. S_{30}... S_{100}.

(1) Voyez, entre autres, le *Traité des probabilités* de Lacroix, p. 193.
(2) La nécessité assez nouvellement appréciée de distinguer toujours les nombres des naissances suivant qu'elles comprennent ou non les *mort-nés* (ND) nous fait proposer les désignations suivantes : N, pour le nombre de *toutes* les naissances (viables et mort-nés) ; S_0, les naissances, déductions faites des mort-nés, ou *survivants* après l'accouchement. S_0 se trouve en effet être le premier terme de toute table de survie ; S_1 sera le nombre de ceux qui atteignent la fin de leur première année, etc.

Dès lors, connaissant les nombres de ceux qui arrivent
à chaque âge exact, par exemple, les nombres de ceux qui
atteignent juste leur troisième année, leur quatrième, etc.,
il deviendra facile de trouver avec Laplace la population
comprise entre 3 et 4 ans ; elle sera $\dfrac{S_3 + S_4}{2}$, et ainsi de
suite pour tous les âges. Cependant pour la première an-
née, à cause de la mortalité très rapide des premières semaines et des premiers mois, l'équation $P_{0..1} = \dfrac{S_0 + S_1}{2}$
s'éloignerait de la vérité et donnerait un résultat trop fort.
C'est pourquoi nous y avons substitué l'équation donnée
par M. Guillard (1) $P_{0..1} = \dfrac{S_1 - 7D_{0..1}}{10}$ ou $\dfrac{3S_0 + 7S_1}{10}$ comme
se rapprochant le plus du vrai ; et, appliquant la même
considération à la seconde année, on a l'équation
$P_{1..2} = \dfrac{6S_1 + 4S_2}{10}$. Nous pourrons donc calculer ainsi des
tables de population applicables à nos mortuaires, et apprécier le danger de mort de chaque âge par la comparaison des deux éléments.

Mais cette population théorique est-elle vraiment celle
qui a fourni la mortuaire ? Cela serait sans aucun doute, si
les naissances et la mortalité de chaque âge eussent été
des valeurs invariables pendant une génération, abstraction
faite des oscillations annuelles. En effet, si l'on réfléchit à
l'hypothèse de cette construction, on verra qu'elle préjuge :
1° que chaque groupe d'âge qui compose la mortuaire est
issu d'un même nombre de naissances ; 2° que chaque
groupe a été depuis la naissance soumis à la même loi de
mortalité ; que tous les autres que ceux morts à 60 ans et

(1) *Journ. écon.*, **sept. 1856, p. 436.**

ceux décédés à 20 étaient fournis par une population de chacun de ces âges dont le nombre résultait d'un même nombre de naissances, éclairci par un même danger de mort de 0 à 20 ans. En résumé, cette méthode suppose que les mouvements de population sont invariables. Mais il faut reconnaître que cette hypothèse est assez éloignée du fait, surtout pour notre époque. Si la population s'accroît, soit par l'augmentation des naissances, soit par la diminution de la mortalité, la population calculée se trouve, comme somme totale, inférieure à la population de fait, et comme distribution, la population des premiers âges est allégée; celle des derniers est exagérée (1). Mais cette exagération du nombre des vieillards est masquée par l'atténuation des enfants et des jeunes gens, plus importante parce qu'elle s'exerce sur des nombres beaucoup plus considérables : c'est ainsi qu'en appliquant la méthode que nous venons d'indiquer à la mortuaire de X. Heuschling, on trouve une population totale de 29 millions d'habitants, au lieu de 35 millions et plus qui ont fourni les décès.

Nous ne pouvons donc pas nous flatter d'obtenir ainsi la mortalité réelle, puisque nous allons attribuer à 29 millions le nombre des décédés dû à 35 ; nous trouverons un danger de mort exagéré. Mais comme nous appliquons fidèlement la même méthode et les mêmes procédés de calcul à toutes nos mortuaires, nous pouvons espérer obtenir

(1) Il est assez facile de se rendre compte de ce résultat. Le nombre des jeunes est diminué, parce qu'on suppose que les naissances sont égales aux décès, tandis que l'on a en fait $N > D$; de là, une diminution de la proportion des vivants aux premiers âges. Les derniers âges, au contraire, sont grossis dans le nombre de leurs représentants, parce que, par le fait de la méthode, on les suppose implicitement issus, soit d'un nombre de naissances plus grand que celui qui avait lieu à l'époque de leur enfance, soit d'un groupe de vivants éclairci par une mortalité moins lourde que celle qui a réellement pesé sur eux.

des résultats comparables ; le danger de mort sera grossi à peu près également de part et d'autre. Nos adversaires, s'ils sont justes et clairvoyants, trouveront même que nous sommes généreux en leur accordant ce dernier point ; car le vrai est que la population de la génération actuelle, s'étant accrue plus rapidement que celle du siècle passé, s'est éloignée davantage de l'hypothèse de Halley, et qu'en conséquence la population calculée sera plus atténuée pour notre siècle que pour le XVIII°. Mais peu importe : il ne s'agit pas dans ce premier travail de déterminer le danger de mort réel pour chaque âge ; il s'agit de rechercher s'il a diminué ; et, comme cette diminution a été grande, nous sommes assez riches pour gratifier nos adversaires d'une position favorable ; elle n'empêchera pas la netteté de nos résultats, tant éclate la vérité de notre cause. Nous avons donc rassemblé les mortuaires dues à Moheau, à Dupré Saint-Maur, à Messance et à Heuschling, tirant de ces mortuaires, d'après la méthode indiquée, les tables de population ; et les réduisant avec leurs mortuaires, nous obtenons les tableaux suivants :

AGES.	TABLES MORTUAIRES pour un même nombre d'habitants.				TABLE DE POPULATION (1) réduite à l'unité et résultant des mortuaires de			
	Moheau.	Dupré St.-Maur.	Messance.	X. Heuschling.	Moheau.	Dupré St.-Maur.	Messance.	X. Heuschling.
0 à 5	1896,0	1855,0	1320,6	892,5	13370	13300	12660	10500
5 à 10	214,3	205,3	245,6	419,1	10338	10300	10311	9300
10 à 20	180,6	164,5	214,6	139,8	18750	18750	18290	17410
20 à 30	249,7	245,3	247 3	212,2	18585	16700	15990	15570
30 à 40	292,4	300,8	234,3	173,5	13900	13950	13590	13685
40 à 50	283,5	287,2	218,0	195,6	10976	11020	11190	11861
50 à 60	291,4	300,3	268,1	224,8	8190	8090	8600	9771
60 à 70	304,0	297,2	315,4	323,2	5209	5100	5680	7041
70 à 80	265,5	269,0	267,0	347,0	2178	2270	2765	3594
80 à 90	82,4	80,8	122.3	171,1	457	462	816	891
90 à 100	12,3	11,6	20,4	20,6	47	58	108	77
	4069,0	4017,0	3503,0	2819,4	100000	100000	100000	100000

Puis, si nous comparons chaque groupe de vivants aux décès annuels qui en résultent, nous obtenons les rapports suivants, qui nous indiquent le mouvement relatif de la mortalité et sa marche décroissante.

(1) Dans cet ouvrage, l'économie typographique et le désir de faciliter les comparaisons nous ont engagé à réduire toutes nos tables de P à l'unité, suivie de six zéros, ce qui se fait, en divisant par *un même nombre*, choisi en conséquence, chacun des termes de la table de population et sa mortuaire ; les deux éléments restent ainsi rigoureusement comparables.

Danger de mort annuel à chaque âge , ou Coefficient de mortalité *résultant de la comparaison des tables qui précèdent.*

AGES.	Moheau.	Dupré S.-Maur.	Messance.	X. Heuschling.
0 à 5....	0,1420	0,1390	0,1042	0,0826
5 à 10....	0,0204	0,0199	0,0238	0,0128
10 à 20....	0,0096	0,0088	0,0117	0,0080
20 à 30....	0,0155	0,0147	0,0155	0,0136
30 à 40....	0,0210	0,0215	0,0173	0,0127
40 à 50....	0,0258	0,0260	0,0222	0,0165
50 à 60....	0,0356	0,0370	0,0312	0,0230
60 à 70....	0,0585	0,0582	0,0560	0,0459
70 à 80....	0,1220	0,1185	0,0966	0,0966
80 à 90....	0,1800	0,1750	0,1500	0,1920
90 à 100....	0,2620	0,2000	0,1890	0,2670

(Chaque nombre de ce tableau indique donc le danger de mort qui pèse *sur chaque individu moyen*. On peut encore, si l'on veut, multiplier par *mille* chacun de ces coefficients, en avançant la virgule de trois chiffres vers la droite, et obtenir ainsi le nombre de décès fourni annuellement par *mille* vivants de chaque âge.)

Ainsi de 5 à 10 ans le danger de mort est descendu de 20 et même de 23 à 13 ; de 10 à 20 ans, le siècle passé comptait en moyenne 10 décès là où nous n'en comptons que 8. De 20 à 30 ans, quand le xviiiᵉ siècle compte 15 décès, nous n'en avons que treize et demi, soit 27 au lieu de 30 ; ainsi de suite aux âges suivants, en exceptant pourtant les derniers de 80 et au delà. Il est peu probable que le danger de mourir ait varié à ces âges avancés : il ne faut pas perdre de vue d'ailleurs que les chiffres qui l'expriment ont une faible valeur à cause des petits nombres qui les ont fournis.

C'est donc d'une voix unanime que Moheau, Dupré Saint-Maur, Messance, en confrontation d'Heuschling, déclarent la mortalité de chaque âge plus forte de leur temps qu'au nôtre.

Interrogeons pourtant nos autres documents.

**II. — Deuxième méthode, applicable aux documents de
Duvillard et à ceux du XIXe siècle.**

Nous pouvons descendre plus avant dans la question ;
car nous avons encore pour le xviiie siècle le travail d'un
savant très distingué, dont l'ouvrage témoigne et d'un
grand savoir mathématique et d'une bonne entente statistique. Nous voulons parler de la mortuaire et de la table
de population que Duvillard nous a données à la page 123
de son *Analyse*.

Pour le xixe, nous produirons de nouveau la mortu...e
de X. Heuschling. Mais à quelle table de population la
comparerons-nous ? La solution de cette question nous a
pris bien des veilles, et pour arriver à un résultat négatif,
à savoir, que dans notre siècle de progrès rapides, une
mortuaire, même lorsqu'on connaît les mouvements de
population et la somme totale des vivants, est insuffisante
pour déterminer la distribution de la population : nous
sommes obligés de conclure, avec M. Quételet, que c'est
un problème incomplétement déterminé, et qu'on n'arrive
à une solution approximative que par des tâtonnements
plus ou moins heureux.

Nous avons donc dû rapporter notre dernière mortuaire à des tables de population émanant de différentes
sources, afin que le lecteur, appréciant lui-même les différences qu'il y a entre chacune, puisse se rendre compte
de l'étendue des oscillations, et acquérir la conviction que,
si elle s'oppose à la détermination précise du danger de
mort, elle ne laisse aucune incertitude sur la grande distance qui sépare celui de notre époque de celui déterminé
par Duvillard comme appartenant au siècle passé.

Ainsi, nous donnons, pour comparer à la mortuaire de
la période 1840-49 :

En premier lieu, le recensement par âges de 1851, ramené d'abord au total de 1845, puis complété pour les premières années sur le mouvement de l'état civil, qui accuse un oubli de 500,000 enfants (note 2);

En second lieu, la table de population de M. Mathieu, que ce savant a calculée par tâtonnement en s'appuyant sur les diverses données qu'il a pu se procurer (*Annuaire du Bureau des longitudes*);

Enfin la table qui résulte de la méthode dite de Halley, calculée comme il a été dit précédemment, p. 70 à 72, en rectifiant pourtant, comme dans le recensement, les premiers âges par les documents absolument certains de l'état civil, et ramenant le total des vivants à la même somme que le recensement rectifié (35,900,000).

Puis, réduisant comme ci-dessus, on obtient les tables suivantes (voir aussi la note 3):

AGES.	TABLES MORTUAIRES pour cent mille habitants.		TABLES DE POPULATION réduites à l'unité (notes II et III).			
	Duvillard.	X. Henschling.	Duvillard.	Recensement 1851 Ramené à la période 1840-49 et rectifié.	M. Mathieu.	Bertillon. (Méthode de Halley.)
0 à 5	1449,2	724.7	12010	10560	10670	10670
5 à 10	111,4	96,7	9815	9070	9522	9340
10 à 15	77,0	50,4	9400	8680	9100	8890
15 à 20	93,0	63.1	8960	8633	8762	8540
20 à 30	222,6	172,3	16372	16160	16180	15598
30 à 40	239,3	140,8	14040	14549	14050	13760
40 à 50	251,3	158,9	11602	12340	11760	11850
50 à 60	290,3	182,4	8923	10075	9370	9780
60 à 70	333,7	262,3	5780	6325	6585	7044
70 à 80	288,5	281,5	2347	2967	3243	3600
80 à 90	107,3	138,9	500	625	711	891
90 à 100	13,3	16,7	51	46	47	77
	3477,0	2288,7	100000	100000	100000	100000

D'où il est facile de tirer les rapports suivants :

Danger de mort annuel à chaque âge, ou Coefficient de mortalité résultant de la comparaison des tables qui précèdent.

AGES.	VERS 1780.	1840-49.		
	Duvillard.	Recensem.	M. Mathieu.	Bertillon (méth. de Halley).
0 à 5....	0,1205	0,0685	0,0678	0,0678
5 à 10....	0,0114	0,0107	0,0102	0,0104
10 à 15....	0,0082	0,0058	0,0055	0,0057
15 à 20....	0,0104	0,0073	0,0072	0,0074
20 à 30....	0,0136	0,0107	0,0106	0,0110
30 à 40....	0,0170	0,0097	0,0100	0,0103
40 à 50....	0,0216	0,0129	0,0135	0,0134
50 à 60....	0,0325	0,0181	0,0195	0,0187
60 à 70....	0,0577	0,0415	0,0390	0,0372
70 à 80....	0,0735	0,0950	0,0870	0,0780
80 à 90....	0,2140	0,2220	0,1955	0,1560
90 à 100....	0,2600	0,3400	0,3550	0,2180

Il résulte invinciblement, des documents qui viennent d'être produits, que la mortalité a diminué A TOUS LES AGES en passant du XVIIIe au XIXe siècle.

Pour frapper les yeux les moins clairvoyants, nous ne craindrons pas de reproduire sous une forme légèrement modifiée et moins abstraite le tableau qui précède.

Décès sur 10,000 vivants de chaque âge.

AGES.	XVIIIe SIÈCLE.	XIXe SIÈCLE.	
	Duvillard.	Recensement.	M. Mathieu.
0 à 5....	1205	685	678
5 à 10....	114	107	102
10 à 15....	82	58	55
15 à 20....	104	73	72
20 à 30....	136	107	106
30 à 40....	170	97	100
40 à 50....	216	129	135
50 à 60....	325	181	195
60 à 70....	577	415	390
70 à 80....	735	950	870
80 à 90....	2140	2220	1955
90 à 100....	2600	3400	3550

Il y avait donc, à la fin du xviii° siècle, 120 décès sur 1000 enfants de 0 à 5 ans, et nous n'en avons plus que 68 aujourd'hui. A l'âge le moins exposé, de 10 à 15 ans, il y avait 8 décès ; il n'y en a plus que 5 à 6. Enfin de 20 à 30 ans, l'âge funeste, l'âge objet des condoléances des vaccinophobes, sur 1000 vivants, Duvillard *accuse* 13,6 *décès, et tous nos documents d'un accord commun n'en trouvent que* 10 *à* 11. Entre 30 et 40, le progrès n'a pas été moins marqué : Duvillard donne 17 décès, nos tables 9 à 10, toujours sur 1000 vivants, et ainsi de suite pour les âges suivants !

Devant ces résultats authentiques et inéluctables, combien est vaine toute protestation contre nos progrès en tous genres ! Combien doit être vive notre reconnaissance pour les hommes savants, philosophes ou législateurs, qui par leur héroïque courage, leurs vaillants efforts, leurs travaux immortels, ont remplacé la vieille France par la nouvelle, le vieux, meurtrier et immobile pacte social par le pacte nouveau, vivifiant et toujours perfectible ; chaque jour propageant le bien-être, l'hygiène et la science jusque vers la chaumière.

Et pourtant combien parmi ces héros ont été payés de leurs généreux efforts par l'oubli, par la calomnie, quelques-uns, hélas ! par l'échafaud !

Que la constatation éclatante, que le souvenir éternel du bien qu'ils ont fait, soient au moins leur tardive récompense.

III. — Vérification des résultats précédents par la *détermination du danger de mort au-dessous et au-dessus de 14 ans.*

Duvillard, dont nous venons de voir les conclusions pour le siècle passé, est certes un savant digne de confiance ; mais au temps où il écrivait (qui cependant n'est pas bien loin de nous), les recherches scientifiques n'obligeaient pas à autant de rigueur qu'on en exige aujourd'hui. Duvillard n'a pas dit l'origine de sa mortuaire, les corrections qu'il lui a fait subir, ni les procédés qu'il a employés pour construire sa table de population. Il nous a donc paru intéressant de vérifier son travail par une donnée *tout expérimentale*.

Messance s'est livré à de laborieuses recherches sur trois dénombrements s'élevant à près de 100 mille personnes (1). C'est sur cette large base qu'il s'appuie pour diviser la population en deux groupes, dont il fixe le plan de séparation à 14 ans. Il en résulte que vers 1760, au moins dans les trois provinces étudiées, la population de 14 ans et au-dessous était à celle au-dessus de cet âge comme 1 : 2,35. D'autre part, la mortuaire de Messance a été en très grande partie recueillie dans les mêmes généralités. Si nous divisons le groupe de décès compris entre 10 et 20 ans, en nous appuyant sur les tables détaillées de Moheau (a) et sur celle de Duvillard, qui sont d'accord en ce point, nous aurons très approximativement la division des décès recueillis par Messance en deux groupes, de 0 à 14 et au-dessus de 14 ans, et les deux nombres seront entre eux comme 1 : 1,344.

Si d'après cette donnée nous divisons la *population totale* (2) des trois généralités sur lesquelles Messance a

(1) 18827 individus de la généralité d'Auvergne,
    19623 individus de la généralité de Lyon,
    60552 individus de la généralité de Rouen (*Recherches*, p. 15, 30, 70).
(a) *Recherches*, p. 213.
(2) C'est à l'administration de Necker que nous devons la connaissance de cette population, ainsi que les décès auxquels elle a donné lieu pendant les années 1781-84. Ces nombres ont été rapportés par la *Statistique de France*, t. I, p. 154, 186.

opéré en deux groupes, au-dessus et au-dessous de 14 ans, et selon le rapport 1 : 2,35 ; si d'autre part nous appliquons aux décès de tout âge de ces mêmes généralités le même plan de séparation conduit selon la proportion 1 : 1,344 tirée de la mortuaire du même Messance, nous pourrons construire le tableau ci-dessous, que nous rapprochons des déductions tirées du travail de Duvillard. Il paraîtra intéressant de juger les rapports qui existent entre des données d'origine si différente, les premières résultant de recensements, les secondes des calculs d'un savant.

Pour déterminer les mêmes valeurs à notre époque, les deux groupes de décès sortent facilement de la mortuaire de X. Heuschling (1), et celui des vivants de nos tables de population et de recensement.

On observera que les trois généralités de Lyon, Rouen et Riom donnent une mortalité moindre que la France entière ; 35 décès sur 1000, au lieu de 37. La conclusion des trois grandes généralités à la France nous est donc permise, puisqu'elle est plutôt favorable à nos adversaires.

(1) Ayant $d_{10..15}$ et $d_{15..20}$, on obtient très approximativement $d_{11..16}$ par la formule suivante $\dfrac{d_{10..15} + d_{15..20}}{5}$, dont la moitié donne à peu près $d_{14..15}$......., etc.

			POPULA- TION.	DÉCÈS.	DANGER de mort.	DÉCÈS sur 1000 vivants.
XVIIIe siècle.	Selon Duvillard.	14 ans et au-dessous	29,400	1,622	0,05525	55
		Au-dessus de 14 ans	70,600	1,857	0,0263	26.3
		De tout âge.......	100,000	3,479		35
	Les trois généralités selon les données de la statistique de France (Necker) et divisées selon les rapports tirés de Messance.	14 ans et au-dessous	29,830	1,644	0,0552	55
		Au-dessus de 14 ans	70,170	1,866	0,0266	26.6
		De tout âge.......	100.000	3,516	0,0351	35
XIXe siècle.	Selon la distribution de M. Mathieu et le recensement de 1845 (1).	14 ans et au-dessous	26,800	875	0,0324	32
		Au-dessus de 14 ans	73,200	1,450	0,0198	20
		De tout âge.......	100,000	2,320	0,0230	23
	Selon la distribution du recensement de 1851, ramené à celui de 1845.	14 ans et au-dessous	26,300	870	0,033	33
		Au-dessus de 14 ans	73,700	1,450	0,0197	20
		De tout âge.......	100,000	2,320	0,0232	23 (2)

Il est donc solidement démontré qu'avant la révolution, il y avait 55 décès sur 1000 enfants de 0 à 14 ans, et qu'il n'y en a plus aujourd'hui que 32 à 33. Pour les adultes, il y avait plus de 26 décès sur 1000, et il n'y en a plus que 20. Devant des résultats si tranchés, si sérieux, si nombreux et si unanimes, quelle place peut rester pour le doute? quelle place pour une hypothèse contraire?

(1) Il faut observer, toutes les fois que l'on veut ramener la table de M. Mathieu, dont la somme est de 34,897,000 au recensement de 1845, c'est-à-dire à 35,460,000 (sans corrections), que le supplément de la population ne peut s'ajouter qu'aux adultes, puisque le nombre moyen des naissances et des conscrits qui sert de base à cette table pour les premiers âges n'a pas changé, etc.

(2) On trouve ici le danger de mort un peu plus grand que dans nos tables précédentes, où il était de 22,89 : cela tient seulement à ce que, n'opérant ici que sur des recensements, nous n'avons pas cru devoir faire la correction pour les oublis des nouveau-nés et des enfants, dont nous avons tenu compte dans les tables précédentes.

Le travail comparatif auquel nous venons de nous livrer, fait jaillir un accord surprenant entre l'œuvre de Duvillard et des documents de toute autre source, et qui ne sont que des relevés de faits officiels. Cet accord donne une grande valeur aux matériaux produits et aux conclusions que nous en avons tirées.

C'est la condamnation sans appel de tous les contempteurs du progrès de l'humanité.

LIVRE II.

CHAPITRE III.

NÉCESSITÉ DE CE SECOND TRAVAIL.

Du XVIIIe au XIXe siècle, le progrès de la vitalité humaine
est donc assuré. La chance de mourir avant le temps s'est
affaiblie pour tous les âges; la caducité seule paraît n'avoir
pu améliorer son sort. Les bons résultats de l'*ensemble* de
nos mouvements sociaux et scientifiques sont donc hors
de doute.

Que ceux qui craignent la constatation des progrès modernes ferment les yeux à la lumière du siècle, puisqu'elle
excite leur colère ou trouble leur conscience ; qu'ils nient
l'éclatante vérité, si c'est un besoin de leur cerveau. Mais
ces bizarres et impuissantes négations n'arrêteront pas le
char de la civilisation, et l'on dira de la science comme
du soleil :

> Le dieu, poursuivant sa carrière,
> Verse des torrents de lumière
> Sur ses obscurs blasphémateurs.

Cependant, en mettant ainsi, d'un siècle à l'autre, le
progrès de la vitalité hors de toute contestation, avons-

nous prouvé du même coup que la vaccine est un bienfait sans retours insidieux, qu'elle est au-dessus de tout soupçon ?

Oui, si l'on ne songe qu'aux attaques dont elle a été l'objet. Oui, nous avons prouvé que la vaccine avait été en butte à de fausses accusations, puisque la mortalité des adultes du xviiie au xixe siècle ne s'est nullement accrue, ainsi qu'on le prétendait, mais au contraire a beaucoup diminué. On verra dans la suite par quelles séries de méprises on en était venu à des conclusions si erronées.

Cependant est-ce à dire, parce que l'*ensemble* de nos progrès est constant, que chacune de nos innovations, que chacun de nos mouvements sociaux et scientifiques soit démontré bon et utile, soit au-dessus de toute critique?

Est-ce à dire, pour avoir avancé dans la carrière, que nous n'ayons point fait quelques faux pas, dévié quelquefois du droit chemin?

On se tromperait étrangement si l'on donnait une telle signification à cette première partie de notre travail. Ce n'est point notre faute si les adversaires de la vaccine ont si maladroitement assis leur doctrine, que la simple constatation d'un progrès doive la renverser.

S'ils avaient été plus familiarisés avec les sciences économiques et les travaux statistiques, ils auraient su qu'il y avait danger à vouloir, comme ils l'ont entrepris, saisir l'influence d'une seule innovation au passage du xviiie au xixe siècle, quand ce dernier avait reçu les résultats nombreux et féconds d'une révolution radicale, qui a opéré dans l'économie sociale des modifications si profondes, qu'elles ont dû changer les conditions de l'existence des masses. L'abolition du servage, des priviléges, et les autres conquêtes de la nuit du 4 août, la vente des biens nationaux qui a restitué une notable portion de la terre aux mains de ceux qui la cultivent, enfin l'augmentation de bien-être qui est résulté de toutes ces restaurations partielles du droit, tout cela a eu sur la vie humaine une influence incontestable, dont les célèbres travaux des Benoiston, des Villermé, nous ont déjà appris à mesurer la force. Il eût fallu que la vaccine fût un bien funeste poison pour non-seulement neutraliser tant de bienfaits, mais encore les remplacer par une aggravation de mortalité. Cependant la création de la grande industrie a eu un effet moins favorable, puisque de savants économistes et statisticiens, et entre autres MM. Villermé et Guillard, nous ont montré qu'elle était à peu près constamment une source de misère et partant de mortalité rapide ; mais il est évident, surtout dans un pays agricole comme le nôtre, que l'effet bienfaisant et général des conquêtes de la fin du xviiiᵉ siècle n'a pu être que secondairement altéré par la funeste influence de la grande industrie.

Il résulte donc de cela que l'allongement de la vie humaine à chaque âge, du siècle passé à celui-ci, est d'abord le résultat complexe de la révolution sociale qui s'est opérée depuis cette époque. On accordera encore que les progrès de l'hygiène publique et privée, ceux de la prophylaxie, ceux de la médecine ont aussi une part à réclamer, part que nous avons prouvé, dans notre *thèse inaugurale*, être proportionnée pour chacun de nos départements à son degré d'instruction. Rien de plus naturel, pour des médecins, que les populations les plus éclairées soient aussi celles qui accueillent avec le plus de sympathie et de soumission les conseils de la science et les troquent avec le plus d'empressement contre les coutumes et les préjugés locaux.

Ainsi la consolidation de la vie humaine à chaque âge, que nous avons démontré s'être effectuée dans notre siècle, est un résultat *très complexe*, produit de l'ensemble de nos progrès diminué de l'ensemble de nos erreurs, et où il est peut-être impossible d'isoler l'action d'un seul élément. Nous savons seulement que le résultat est favorable, et que nos erreurs n'ont pu primer nos progrès. C'est la seule conclusion que l'on puisse tirer de cette première partie de notre écrit.

Mais, puisque la statistique nous permet de rapprocher davantage nos conclusions, nous ne craindrons pas d'élargir la base de l'attaque dirigée contre la vaccine ; nous prendrons en main, une accusation? Non, mais un examen fait si maladroitement par les promoteurs du débat.

L'étude de la marche de la mortalité pendant la première moitié du xix° siècle, la découverte imprévue de plusieurs phénomènes ignorés de la physiologie et de l'*économie* sortira de cette nouvelle étude ; et l'influence vaccinale, soumise à la sévérité de l'analyse statistique, sera solidement établie.

Nous mettons donc le cowpox sur le banc des suspects, et nous formulons ainsi notre réquisitoire.

Depuis un demi-siècle, l'espèce humaine s'est soumise à une pratique hardie, originale, et dont le résultat incontesté a été de la délivrer d'une terrible affection : la variole. Mais cette vaste et vigoureuse expérimentation n'a-t-elle pas eu d'autres résultats sur la santé publique?

Nous savons que le vaccin nous modifie d'une certaine façon qui nous rend invulnérables à la variole. Cette modification, qui nous est tout à fait inconnue dans sa nature intime, ne pourrait-elle pas avoir changé la manière dont nous résistons à telle ou telle affection? Ne pourrait-elle pas avoir altéré notre aptitude à la santé, notre force de résistance aux influences qui nous entourent?

Et ces mêmes questions que nous nous posons pour l'influence vaccinale, nous pourrions les poser au sujet de l'éruption variolique à laquelle nous échappons. Alors, résumant ces deux points de vue dans la même interrogation, nous demandons si la modification vaccinale a pu être mise à sa place sans influer sur la santé?

Ce problème, ainsi largement et carrément posé, ne nous paraît pas soluble par les seules forces de la logique ou par celles de la médecine.

Cette question, en effet, ne renferme rien d'absurde qui permette d'abord d'y répondre. La demande que nous posons ici, appartient à la série des sympathies et des antipathies morbides, idée qui, bien que ne reposant pas sur une base expérimentale assez large (vu l'absence de statistique médicale), ne paraît pourtant pas en elle-même contraire au bon sens ou à la science.

Si, par exemple, l'antagonisme entre le miasme paludéen et les affections strumeuses et tuberculeuses est plausible en principe, si la question est digne d'examen, pourquoi deviendrait-il absurde de s'informer s'il n'y a pas antagonisme entre l'éruption variolique ou vaccinale et certaines autres affections?

Ce sont évidemment là des questions appartenant à la même série scientifique, et aussi dignes d'intérêt les unes que les autres.

Je me trompe : la vaccine étant une création de notre art, il nous est fait un devoir plus impérieux d'en connaître parfaitement toutes les conséquences. Si ceux qui se posent aujourd'hui en détracteurs du cowpox avaient agité ces questions, s'ils avaient dit qu'il est temps, après un demi-siècle d'expérience, de rechercher si la substitution d'une éruption à l'autre n'a eu aucun autre effet appréciable sur la santé publique, s'ils eussent cherché la solution de cette importante question sans idée préconçue, et avec des méthodes que puisse avouer la science, leurs travaux, quoique pouvant être entachés d'erreur comme tout ce qui sort des mains des hommes, auraient commandé le respect et le sérieux examen.

Il s'agit donc de découvrir si la vaccine n'a pas eu quelque funeste influence particulièrement sur les âges adultes, puisque son action sur le jeune âge est hors de contestation.

Nous aurons recours, pour la solution de ce problème, à deux ordres de documents, les uns français, les autres étrangers, qui tous nous mèneront à une même conclusion.

Nous étudierons d'abord la marche de la mortalité dans *toute* la France au xixe siècle, c'est-à-dire depuis que la pratique de la vaccine pénètre de plus en plus dans les masses. Il est clair que, si cette pratique est funeste pour les âges adultes, nous verrons peu à peu, et *parallèlement à la propagation de la vaccine*, la mortalité de ces âges augmenter.

Cet examen nous donnera lieu de constater les singuliers mouvements de la mortalité dans ce demi-siècle, mouvements fort graves, qui appellent toute l'attention de nos hygiénistes et de l'administration française.

Dans un second travail, nous mettrons en œuvre les documents précieux que nous offre une autre nation dès longtemps exercée à l'étude d'elle-même, et les intéressants résultats produits viendront contrôler ceux obtenus pour la France.

CHAPITRE IV.

ÉTUDE DE LA MORTALITÉ AU XIXe SIÈCLE.

I. — Examen des mouvements de la mortalité à chaque âge en France, au XIXe siècle.

Devant le silence de l'administration française, ce travail ne serait pas possible si un laborieux inspecteur de l'Université et examinateur à l'École polytechnique, Demonferrand, ne nous avait légué une mortuaire formée des décès par âges, pour la période 1817-34(1). Ce travail, qui, comme celui de X. Heuschling, a été exécuté sur les feuilles préfectorales, mérite toute confiance. Les tables de survie et de mortalité que l'auteur a dressées sur cette base ont reçu, à juste titre, le prix de statistique de l'Académie des sciences.

La vaccine, n'ayant commencé à être pratiquée en France qu'à partir de 1800, a rencontré d'abord des résistances qui n'ont été amoindries que peu à peu et qui, aujourd'hui, n'ont pas encore entièrement disparu. Il est clair qu'un bon nombre des *adultes* décédés dans cette période de 1817 à 1831 n'avaient pas subi l'influence du vaccin, mais plutôt celle de la variole; et, de plus, il était évident que le nombre des *adultes non vaccinés*, décédés dans cette première période, était beaucoup plus grand que ceux qui se trouvent dans la mortuaire de M. X. Heuschling. En conséquence, nous avons pensé qu'en calculant d'après ces deux mortuaires le danger de mort qui menace chaque

(1) *Journal de l'École polytechnique*, 26e cahier.

âge à chacune de ces deux périodes, la seconde renfermant plus de vaccinés que la première, surtout aux âges adultes, l'influence du cowpox, pour peu qu'elle soit intense, serait accusée par les chiffres : car, ainsi que nous avons essayé de le montrer dans l'introduction, la statistique a le pouvoir du microscope : elle grossit les moindres influences *générales* et les rend visibles ; elle les isole de toutes les autres parmi lesquelles celles que l'on veut étudier restent confondues quand les faits sont observés en nombre restreint. Nous nous sommes donc livré à ce premier travail de comparaison entre les deux mortuaires générales de la France, dressant sur chacune, par les mêmes procédés déjà employés, les tables de population suivantes. En conséquence, nous pouvons espérer que ces tables, issues de calculs scrupuleusement identiques, sont comparables entre elles.

Eh bien ! nous l'annonçons sans hésiter, parce que c'est la vérité que nous cherchons, et non la victoire de telle ou telle opinion, la comparaison des deux époques, qui pour les premiers âges (de 0 à 15 ans) est d'abord favorable à la cause du progrès, cesse de l'être pour les âges suivants, ainsi qu'on peut s'en convaincre par l'inspection du tableau dressé avec tous les soins qu'exige la matière (1).

(1) *Procédé opératoire.* On a d'abord dressé des tables de population sur les mortuaires des deux époques en supposant N=D, d'après la méthode dite de Halley ; puis on a ramené ces tables à la population *moyenne* de chaque époque, population résultant des recensements rectifiés dans les premiers âges *sur les documents* de l'état civil (32,400,000, 1817-31, et 35,900,000, 1840-49). Enfin pour resserrer les nombres, nous avons réduit les tables de population à l'unité, en divisant chacune de ces tables et leurs mortuaires par un même nombre (324 celles de la première époque, 359 celles de la seconde).

AGES.	NOMBRE DES VIVANTS ET DES DÉCÉDÉS à chaque groupe d'âge.				COEFFICIENT DE MORTALITÉ ou danger de mort à chaque groupe d'âge.	
	PÉRIODE 1817-31.		PÉRIODE 1840-49.			
	Populat. calculée.	Mortuaire (Demonfr.)	Populat. calculée.	Mortuaire X. Heusch.	Période 1817-31.	Période 1840-49.
0 à 1	2,569	491,60	2,451	429,50	0,1910	0,1750
1 à 2	2,263	152,35	2,192	137,40	0,0673	0,0627
2 à 3	2,133	85,67	2,077	74,70	0,0402	0,0360
3 à 4	2,042	56,46	2,002	48,55	0.0276	0,0242
4 à 5	1,982	40,70	1,950	34,40	0,0205	0,0176
5 à 10	9,409	115,85	9.310	96,70	0,0123	0,0104
10 à 15	8,875	52,38	8,896	50,40	0,0059	0,0058
15 à 20	8,515	62,29	3,550	63,10	0.0073	0,0074
20 à 25	8,042	85,34	8,065	93,20	0,0106	0,0116
25 à 30	7,541	72,81	7,532	79,04	0,0096	0,0104
30 à 35	7,091	67,63	7,068	70,52	0,0095	0,0100
35 à 40	6,669	67,47	6,638	70,32	0,0101	0,0106
40 à 45	6,225	72,15	6,182	77,40	0,0146	0,0125
45 à 50	5,753	76,75	5,691	81,52	0,0133	0,0143
50 à 55	5,226	89,45	5,171	86,67	0,0171	0,0167
55 à 60	4,621	100,88	4,610	95,80	0,0218	0,0208
60 à 65	3,881	132,75	3,926	125.30	0,0342	0,0320
65 à 70	3,012	141,10	3,118	137,00	0,0470	0,0440
70 à 75	2,086	150,70	2,232	149,90	0,0723	0,0672
75 à 80	1,219	122,23	1,365	131,60	0,1020	0,0965
80 à 85	570	82,52	660	97,20	0,1450	0,1420
85 à 90	202	33,33	239	41,70	1650	0,1750
90 à 95	60	11,32	77	12,88	1865	
95 à 100	11	3,86		3,80	2815	
	100,000	2,367,59	100,000	2,288,60		

Ainsi, dans la première année, il y avait 191 décès sur 1000 vivants, il n'y en a plus que 175; dans la seconde, il y avait 67 décès, il n'y en a plus que 62. En bloc, de 1 à 15 ans, on comptait 30 décès quand on n'en trouve plus que 26. Mais à partir de quinze ans, un mouvement contraire se prononce : ainsi de vingt à vingt-cinq, nous comptons 116 décès au lieu de 106 (sur 100,000 vivants). A l'âge suivant, nous en avons 104 au lieu de 96 que l'on comptait sous la restauration, et cette augmentation se continue jusqu'à cinquante ans. Ce résultat de la comparaison des mortuaires *françaises*, qui semble d'abord favorable aux adversaires de la vaccine, leur avait pourtant échappé. La fin de ce travail va faire voir que le triomphe qu'ils en pourraient tirer sera de courte durée. Nous-même pourtant, surpris de cette découverte singulière, et sachant les *desiderata* des tables de population calculée, nous avons soumis aux différentes méthodes connues en statistique les mortuaires des deux époques, toujours dans le but d'en tirer le danger de mort à chaque âge, et constamment nous avons trouvé les mêmes résultats.

Nous omettrons ici ces longues et laborieuses épreuves de vérification : nous nous contenterons d'en indiquer une seule, parce qu'elle est d'une rigueur qui ne laisse plus de place au doute.

En effet, nous savons avec exactitude le nombre des décédés de chaque âge, surtout en groupant les âges de cinq en cinq ans. Notre état civil, si bien tenu, laisse peu à désirer à cet égard. Mais nous ne connaissons pas aussi exactement le nombre des vivants à chaque âge ; toutes les méthodes de calcul proposées pour construire les tables de population sur les mortuaires sont imparfaites.

Cependant, en France, cette incertitude ne peut exister pour l'âge de vingt ans, au moins en ce qui concerne les hommes, puisque les comptes rendus du recrutement nous apprennent chaque année le nombre des jeunes gens appelés à prendre part à la conscription : les listes sont dressées avec soin, les oubliés sont à peine de 5 à 8 pour 1000 et ont peu de valeur dans la question.

En comparant donc le nombre moyen des contingents à chacune des deux périodes avec nos mortuaires, nous aurons avec une grande approximation le danger de mort qui pesait sur la population mâle de vingt ans à chacune de ces deux époques. (Voyez la note (1) pour le détail du calcul.)

AGES.	POPULATION MALE (moyenne annuelle).		DÉCÈS MASCULINS (moyen annuel).		DANGER DE MORT (moyen annuel).	
	1817-31.	1840-49.	1817-31.	1840-49.	1817-31.	1840-49.
15 à 20	1.463.790	1,552,850	9,888	10,940	0,00675	0,00705
20 à 25	1,401,155	1,475,575	15,166	19,770	0,01085	0,01340
25 à 30	1,334,030	1,389,710	11,683	14,977	0,00875	0 01080

Pour faire ressortir à tous les yeux ce que la forme fractionnaire pourrait voiler à quelques-uns, nous donnerons au danger de mort la forme suivante :

Nombre de décès pour 10,000 vivants de chaque âge.

AGES.	1817-31.	1840-49.
15 à 20.....	67,5	70,5
20 à 25.....	108,5	134,0
25 à 30.....	87,5	108,0

(1) La moyenne des conscrits de 1817 31 était de 287,800, et de 1840-49 elle s'élève à 305,000, on aura donc $S'_{20} = 287,800$ pour la première période et $S'_{20} = 305\,000$ pour la seconde. D'une autre part, la mortuaire de Demonferrand donne $D'_{20..25} = 15,166$ et celle de Heuschling $D'_{20..25} = 19,770$. On aura donc $S'_{25} = 272,648$ pour 1817-31, et $S'_{25} = 285,230$ pour 1840-49. Appliquant la formule $P_{20..25} = 10\,\dfrac{S_{20} + S_{25}}{4}$ il viendra $P'_{20..25} = 1,401,155$ pour la première époque et $P'_{20..25} = 1,475,575$ pour la seconde ; puis, comparant cette population aux décès qu'elle a fournis, soit $C'_{20..25}$, le résultat de cette comparaison ou *coefficient de mortalité*, on aura $C'_{20..25} = \dfrac{15166}{1401155} = 0,01085$ pour la période 1817-31, et de même $C'_{20\,25} = \dfrac{1977}{1475575} = 0,00134$, pour la période 1840-49. On trouvera de même $C'_{25..30}$, à chaque époque.

Sachant encore que la mortuaire de Demonferrand donne $D'_{15..20} = 9888$ et celle de X. Heuschling $D'_{15..20} = 10940$, et remarquant

Il y a donc aujourd'hui 134 décès de vingt à vingt-cinq ans, lorsque vers le premier quart de siècle on n'en comptait que 108, et à l'âge suivant (vingt-cinq à trente) nous perdons 108 virils, alors que vers 1825 on en perdait 87 seulement! Ainsi il n'est pas possible de douter, la mortalité des jeunes gens a été plus grande dans la période qui vient de s'écouler que sous ia Restauration, et les adversaires de la vaccine, qui n'avaient pas su le démontrer, ne manqueront pas, au nom de la logique *Post hoc ergo propter hoc*, qui leur est familière, d'en accuser l'influence vaccinale.

Des explications plus légitimes ne manquent pas pourtant.

D'abord la différence des deux époques comparées : la période 1817-31 est, en général, une période très prospère : d'abondantes récoltes, pas d'épidémie extraordinaire, la paix, qui succède à une guerre de vingt-cinq ans et qui permet enfin à la France de jouir en repos des conquêtes de la révolution.

La seconde période, 1840-49, est au contraire fort calamiteuse : cherté considérable, disette même de 1846 et 47, révolutions et réactions sanglantes, épidémie terrible de 1849, etc. C'est ainsi qu'en analysant les causes possibles, nous ne manquerions pas de trouver une explication plausible de cette inquiétante aggravation. Mais nous allons faire voir qu'il y a plus de profit pour la vérité à abandonner la spéculation et à retourner à l'examen statistique de la question.

Les mortuaires que nous comparons ont été faites non seulement pour les deux sexes réunis, mais aussi pour

que $S_{15} = S_{20} + D_{15..20}$, on trouva que $C'_{15..20} = 0,006755$ devient $C'_{15..20} = 0,00705$. La remarque faite à la note II empêche de pouvoir étendre ces considérations aux âges qui s'éloignent davantage de S_{20}.

chaque sexe séparément. Si nous mettons à profit ces nouveaux documents, en y appliquant les mêmes procédés qui nous ont servi tout à l'heure pour déterminer le danger de mort à chaque âge, nous trouvons des résultats tout à fait inattendus : c'est que la modification de la mortalité d'une époque à l'autre est très différente pour chaque sexe. Tandis que la mortalité des adultes mâles s'aggrave, celle des femmes diminue ou reste à peu près stationnaire : à peine si à l'âge de quinze à vingt ans, on trouve une différence de $\frac{1}{25}$ entre la mortalité féminine des deux époques et une si minime différence est sans valeur, parce qu'elle est comprise dans les limites où peut osciller une moyenne de cette nature (1).

(1) Les réductions des tables de P et de D sont faites par les procédés indiqués p. 74 et sur les bases suivantes :

Période 1817-31, $P' = 16,050,000$, et $P'' = 16,350,000$;
Période 1840-49, $P' = 17,810,000$, et $P'' = 18,090,000$;

ainsi qu'il résulte des recensements rectifiés selon les principes établis dans les notes II et III.

Il est bon de remarquer ici que l'atténuation des nombres des enfants et des jeunes gens, qui résulte de la méthode de Halley, pour les raisons déduites p. 70-72, devra être plus marquée pour la période 1817-31 que pour celle de 1840-49, car la cause de cette atténuation des jeunes $(N > D)$ est aussi plus marquée pour la première période que pour la seconde ; elle devra encore être plus forte pour P' que pour P'', car le rapport $N : D$ a diminué davantage pour les hommes que pour les femmes. Il résulte de cela que la diminution de mortalité pour l'enfance est peut-être en réalité moins prononcée, et que l'augmentation de la mortalité aux premiers âges de la virilité l'est davantage ; l'examen des chiffres du recrutement vient confirmer cette vue et donner plus de force à l'aggravation que nous signalons dans la mortalité et à la divergence qui se manifeste dans les sexes à cet égard.

FRANCE. — PÉRIODE 1817-31.

AGES.	NOMBRE DES VIVANTS ET DES DÉCÉDÉS à chaque groupe d'âge.				COEFFICIENT DE MORTALITÉ ou danger de mort à chaque groupe d'âge.	
	SEXE MASCULIN.		SEXE FÉMININ.			
	Populat. calculée.	Mortuaire (Demonf.)	Populat. calculée.	Mortuair (Demonf.)	Hommes	Femmes.
0 à 1	2,620	546,00	2,518	437,20	0,2082	0,1855
1 à 2	2,284	156,70	2,243	148,00	0,0686	0,0658
2 à 3	2,147	87,90	2,118	83,45	0,0409	0,0394
3 à 4	2,052	57,72	2 033	55,20	0,02813	0,0272
4 à 5	1,988	41,27	1,975	40,13	0,0208	0,0203
5 à 10	9,425	117,86	9,393	113,90	0,0125	0,0123
10 à 15	8,880	51,20	8,870	53,57	0,00377	0,0060
15 à 20	8,520	61,58	8,510	63,00	0,00723	0,0074
20 à 25	8,005	94,20	8,080	76,48	0,01177	0,0095
25 à 30	7 466	72,58	7,615	73,04	0,00972	0,0096
30 à 35	7,030	61,35	7,153	73,90	0,00873	0,0103
35 à 40	6,638	60,00	6,700	74,95	0,00905	0,0112
40 à 45	6,223	67,30	6,226	77,00	0,0108	0,0124
45 à 50	5,763	74,40	5,743	79,10	0,0129	0,0138
50 à 55	5,239	87,10	5,212	91,80	0,01665	0,0176
55 à 60	4,635	99,00	4,608	102,75	0,0214	0,0123
60 à 65	3,896	128,70	3,866	136,80	0,033	0,0354
65 à 70	3,028	138,20	2,996	144,00	0,0456	0,0480
70 à 75	2,097	148,40	2,075	153,00	0,0706	0,074
75 à 80	1,222	120,80	1,216	123,65	0,099	0,1018
80 à 85	568	80,60	571	84,45	0,142	0,148
85 à 90	200	32,60	204	34,06	0,163	0,167
90 à 95	60	10,75	61	11,89	0,180	0,195
95 à 100	14	3,73	14	3,96	0,272	0,290
	100,000	2,599,00	100,000	2,335,28		

a

FRANCE. — PÉRIODE 1840-49.

AGES.	NOMBRE DES VIVANTS ET DES DÉCÉDÉS à chaque groupe d'âge.				COEFFICIENT DE MORTALITÉ ou danger de mort à chaque groupe d'âge.	
	SEXE MASCULIN.		SEXE FÉMININ.			
	Populat. calculée.	Mortuaire (X. Heusc.)	Populat. calculée.	Mortuaire (X. Heusc.)	Hommes	Femmes.
0 à 1	2,530	475,40	2,379	383,80	0,185	0,161
1 à 2	2,240	142,40	2,147	132,60	0,0635	0,0617
2 à 3	2,418	76,68	2,040	72.80	0,0363	0,0356
3 à 4	2,036	49,40	1,968	47,72	0,0242	0,0242
4 à 5	1,984	34,74	1,919	34,03	0,0175	0,0177
5 à 10	9,500	96,28	9,206	97,03	0,0101	0,01053
10 à 15	9,040	47 00	8 758	53,70	0,0052	0,00613
15 à 20	8,695	61,48	8,402	64,80	0,00707	0,00772
20 à 25	8,150	111,00	7,982	75,72	0,0136	0,0095
25 à 30	7,528	84,14	7,538	74,10	0,01118	0,0098
30 à 35	7,038	68,70	7,106	72,40	0,00977	0,0101
35 à 40	6,595	69,20	6,867	71,50	0,0105	0,01072
40 à 45	6,120	79,50	6,230	75,18	0,0130	0,0122
45 à 50	5,595	84,50	5,773	78,65	0,0151	0,0136
50 à 55	5,055	84,50	5,272	88,75	0,0167	0,0168
55 à 60	4,494	91,50	4,710	100,00	0,02035	0,02126
60 à 65	3,816	120,79	4,023	129,80	0,0317	0,0322
65 à 70	3,018	129,60	3,207	144,30	0,043	0,045
70 à 75	2,167	137.20	2,293	162,43	0,063	0,0707
75 à 80	1,337	123,25	1,392	139,90	0,092	0,105
80 à 85	647	92,80	671	101,55	0,143	0,151
85 à 90	224	39,60	238	43,72	0,176	0,188
90 à 95	61	11,78	66	13,95	0,195	0,212
95 à 100	12	3,56	13	4,05	0,288	0,304
	100,000	2,315,00	100,000	2,262,50		

Pour rapprocher les seuls résultats, afin d'en faciliter
la comparaison et enlever aux *coefficients* ce que la forme
fractionnaire leur donne de trop abstrait pour quelques
lecteurs, nous résumerons ce travail par le tableau suivant

*Nombre des décès pour 1000 vivants, à chaque groupe d'âge,
en France.*

AGES.	HOMMES.		FEMMES.	
	Période 1817-31.	Période 1840-49.	Période 1817-31.	Période 1840-49.
0 à 1....	208,2	185,0	185,5	·161,0
1 à 2....	68,6	63,5	65,8	61,7
2 à 3....	40,9	36,3	39,4	35,6
3 à 4....	28,15	24,2	27,2	24,2
4 à 5....	20,8	17,5	20,3	17,7
5 à 10....	12,5	10,1	12,3	10,53
10 à 15....	5,77	5,2	6,0	6,13
15 à 20....	7,23	7,07	7,4	7,72
20 à 25....	11,77	13,6	9,5	9,5
25 à 30....	9,72	11,18	9,6	9,8
30 à 35....	8,73	9,77	10,3	10,1
35 à 40....	9,05	10,5	11,2	10,72
40 à 45....	10,8	13,0	12,4	12,2
45 à 50....	12,9	15,1	13,8	13,6
50 à 55....	16,65	16,7	17,6	16,8
55 à 60....	21,4	20,35	22,3	21,26
60 à 65....	33,0	31,7	35,4	32,2
65 à 70....	45,6	43,0	48,0	45,0
70 à 75....	70,6	63,0	74,0	70,7
75 à 80....	99,0	92,0	101,8	105,0
80 à 85....	142,0	143,0	148,0	151,0
85 à 90....	163,0	176,0	167,0	188,0
90 à 95....	180,0	195,0	195,0	212,0
95 à 100....	272,0	288,0	290,0	304,0

On voit que la mortalité de l'enfance a diminué pour
les deux sexes ; mais vers quinze ans déjà cette diminution
oscille d'un sexe à l'autre : elle s'arrête, et à l'âge suivant,
de vingt à vingt-cinq ans, elle rétrograde tout d'un coup ;
une brusque augmentation de la mortalité se prononce
avec une énergie qui ne peut laisser aucun doute. Mais
ce qu'il y a de bien remarquable, c'est que le sexe *masculin*

seul participe à cette aggravation. Le sexe féminin, de quinze à trente-cinq ans, oscille de deux ou trois dix-millièmes, c'est à-dire d'une quantité trop minime pour qu'on puisse la regarder comme dégagée de l'écart que présente toute moyenne autour de la valeur vraie. Au delà de trente ans d'ailleurs, tandis que la mortalité masculine continue à s'accroître, celle des femmes, après cet instant d'arrêt, continue à décroître, très peu, mais constamment, jusqu'aux limites de la vie.

Revenons à l'examen de la mortalité masculine. De vingt à vingt-cinq ans, il y avait 11,7 décès pour 1000 vivants : il y en a aujourd'hui 13,6 ; et cette augmentation considérable, trouvée sur la table de population calculée, se vérifie d'une manière plus marquée encore, ainsi que nous l'avons vu, par l'examen de la mortalité des conscrits, résultat qui ne relève d'aucune hypothèse.

De vingt-cinq à trente ans, la mortalité masculine de 9,7 pour 1000 est devenue 11,2 ; de 30 à 35 elle était de 8,7, elle est devenue de 9,77, ainsi de suite jusqu'à cinquante ans.

Ainsi l'augmentation de la mortalité, que nous avons constatée en comparant la première période de 1817-31 (époque où l'influence vaccinale sur les adultes était encore faible) avec la seconde période 1840-49, *porte seulement sur le sexe masculin.*

Il serait certes bien digne d'intérêt d'étudier quelles peuvent être les causes de cette marche divergente et inquiétante de la mortalité des deux sexes. Cette question pourrait être abordée et résolue par la statistique humaine, si les documents ne lui manquaient. Si l'administration, qui a dans ses cartons les mortuaires départementales et le recensement par âge de 1837, consentait enfin à les publier, comme elle y a été sollicitée si souvent ; si elle

les donnait seulement cinq ans par cinq ans ; alors nous
pourrions savoir dans quels départements l'inégalité signalée est plus marquée, dans quels elle l'est moins, et des
coïncidences constantes qui ne manqueraient pas de se ré-
véler, nous mettraient à même de classer les effets et de
discerner les diverses influences qui les produisent ; mais
ces documents manquent au public studieux. Nous les
appelons de tous nos vœux. Nous oserons même dire que
leur mise à jour est le devoir pressant des bureaux de la
statistique générale. La science, les travailleurs et l'hygiène
publique y sont également intéressés.

Essayons pourtant quelques explications de l'étrange
phénomène qu'il nous est donné d'observer.

La statistique nous a appris que trois circonstances
principales augmentent la mortalité : ce sont, en les ran-
geant dans l'ordre progressif de leur importance : 1° l'ha-
bitation des villes et surtout des grandes villes ; 2° la profession ouvrière dans les grandes industries ; 3° la vie des
casernes (nous ne parlons que de l'armée intérieure).
Nous ne nous étendrons pas à faire la preuve de la fatale
influence des trois conditions que nous dénonçons : elle a
été faite par tous les savants qui ont mis la main à ces
questions vitales, Quetelet, Villermé, Guillard, Benoiston,
Boudin ; ainsi, tandis que la mortalité civile seule ne
s'élève certainement pas à plus de 10 pour 1000, de vingt
à trente ans (1), elle est de 18 à 20 dans l'armée intérieure, et c'est surtout pendant les premières années que
le conscrit est victime d'une rapide mortalité.

Eh bien ! les trois conditions dont nous rappelons la

(1) En effet, soit m le nombre des conscrits, n le nombre du contingent ; c' le coefficient de mortalité *générale* de vingt à vingt-cinq
ans, k le coefficient de mortalité des habitants des casernes âgés de
vingt à vingt-cinq ans, x le coefficient de mortalité des jeunes hommes

fatale influence ont été sans cesse se développant depuis
1817.

La population des grandes villes s'est augmentée dans
des proportions beaucoup plus rapides que celle des campagnes, et cet accroissement, ainsi que nous le démontrerons pour Paris (livre IV), est presque exclusivement
dû à l'immigration des âges producteurs : première cause
de l'aggravation de mortalité.

L'industrie, la grande industrie surtout, n'a guère
commencé à prendre son développement en France que
vers 1817 à 1820 ; et depuis lors elle n'a pas cessé d'accroître le nombre des bras qu'elle occupe et qu'elle use.
Or, de célèbres travaux ont mis hors de doute que, jusqu'à ce jour, cette population est fatalement soumise à
une mortalité rapide : deuxième cause de l'aggravation de
la mortalité.

Enfin, la Restauration n'eut besoin que d'un contingent
de 40,000 hommes jusqu'en 1824, et 60,000 jusqu'à sa
chute. En 1830, l'appel a été porté à 80,000 hommes, et
aujourd'hui il a dépassé ce chiffre. Ainsi le nombre des

laissés au civil de vingt à vingt-cinq ans, $m-n$ sera le nombre des
jeunes gens qui évitent la conscription, on aura :

$$c' m = x (m-n) + k n, \text{ d'où } x = \frac{c'm - k n}{m-n}.$$

Si nous supposons que la mortalité générale de l'armée est aussi
celle des miliciens de vingt à vingt-cinq ans, et en réalité celle-ci est
un peu plus forte, parce que c'est surtout dans les premières années
du service que la mortalité sévit sur le conscrit (*Traité d'hygiène*,
Mich. Lévy, t. II, p. 785, 2ᵉ édit.) ; soit donc $k = 0,02$: or, pour la
période 1840-49, $c' = 0,0134$, $n = 80,000$, et $m = 305,000$. On
trouve :

$$x = 0,011,$$

et d'une part, comme k doit dépasser $0,02$, et de l'autre que $c'_{20..25} >$
$c'_{25..30}$, on trouve, en développant ces considérations, que $c'_{20..30}$ doit
être moindre que $0,01$.

hommes dévolus à la caserne n'a pas cessé de s'accroître; il a doublé en 25 ans. Si le nombre de nos jeunes hommes qui, chaque année, sont obligés de troquer une mortalité de *un sur cent* contre une mortalité *double* (et je ne parle ici que de l'armée intérieure, et non de celle de l'Algérie), si ce nombre de conscrits, au lieu d'être ⅛ de la population masculine, en absorbe plus du quart, n'est-il pas inévitable que la mortalité de nos jeunes hommes en soit notablement augmentée?

Voilà la troisième cause, et la plus intense, de l'aggravation de la mortalité des virils. Les deux premières agissant aussi sur les femmes, quoique avec moins d'énergie, ont suffi pour arrêter les progrès naturels de la civilisation aux âges de travail. Mais les trois causes, et surtout la dernière exclusive aux hommes, ont déterminé depuis vingt-cinq ans ce funeste mouvement de recul qui a augmenté leur mortalité de 11 à 13 pour 100.

Malgré la force et l'intérêt de ces considérations, nous ne voulons pas y insister davantage. Revenons à notre question.

N'est-il donc pas démontré, par la distinction statistique des sexes, que l'influence vaccinale n'a rien à faire dans l'aggravation de la mortalité masculine?

Quelques-uns trouveraient-ils qu'il y a encore place pour le doute? Eh bien! nous allons les rassurer.

II. — Examen des mouvements de la mortalité à chaque âge en Suède, au XVIII° et au XIX° siècle.

Il y a au nord de l'Europe une nation illustre à bien des titres, qui depuis plus d'un siècle non-seulement *recueille*, mais PUBLIE PÉRIODIQUEMENT ses mortuaires, et aussi, chose précieuse, des recensements par âges tous les trois ou tous les cinq ans.

Ce pays éclairé tient dans chaque commune des registres de population, comme la Belgique vient d'en instituer, et où chaque citoyen est inscrit avec son âge, sa profession et les principales phases de son existence. Le recensement se fait ainsi, surtout dans les campagnes, par un simple dépouillement et avec une exactitude peu commune. De plus, comme il se fait tous les cinq ans, on peut calculer la distribution *moyenne* des âges; et comme il y a plus d'un siècle que l'administration prend ces soins importants, ils sont entrés dans les habitudes de la nation, de sorte que la nouveauté ne peut être comptée comme cause d'erreur. Enfin cette nation a adopté avec ardeur la vaccine, et elle nous en offre la preuve : car elle connaît et publie chaque année le chiffre de ses vaccinations, tandis que nous n'avons pas de notion exacte du nombre des nôtres.

C'est la patrie des Linné, des Schell, des Berzelius, et de tant d'autres savants de premier ordre, qui nous offre ce modèle de *statistique humaine*, qui nous fournit depuis un siècle l'histoire précise et périodique de la population, alors qu'en France l'administration ne nous a livré encore qu'un seul et bien médiocre recensement par âges, *mais pas une seule mortuaire*.

Après avoir payé un juste tribut d'éloges à la statistique suédoise, montrons en peu de mots le parti que nous pouvons en tirer : pour notre objet, il est péremptoire.

Nous avons calculé, d'après les documents officiels (1), le danger de mort pour chaque âge aux trois époques suivantes : 1755-1763, 1815-1825, 1840-1849. Ici nul arbitraire possible, plus d'hypothèse, plus de table de population calculée.

(1) Rapports quinquennaux (Femaarsb reraettelse et coll. acad., XI).

Mortuaires, recensements par âges, tout est officiel et publié sous la surveillance de savants dignes de la plus grande confiance, tels que *Pierre Vargentin*, pour le siècle passé, et tels que le docteur *Berg*, pour celui-ci.

Les tables de population, résultant des recensements par âges, *sont des moyennes* de trois recensements, un au commencement de la période, l'autre au milieu, le troisième à la fin. Les mortuaires sont également des moyennes de dix années : rien n'est à désirer pour l'exactitude des résultats.

C'est vers 1803 qu'on a commencé à vacciner en Suède ; la vaccine y a fait peu à peu des progrès, et aujourd'hui sur 100,000 naissances on vaccine 80 à 90,000 enfants ; et d'ailleurs, comme 15,000 succombent dans leur première année, on peut dire qu'en Suède on vaccine *aujourd'hui* tout le monde, tandis que de 1816 à 1830 (premiers rapports que nous ayons pu nous procurer), on n'en avait vacciné qu'une moyenne de 63,000 sur 100,000 (Beraettelse, 1838).

Il résulte, de tout cela, qu'en comparant les trois époques indiquées, nous pourrons apprécier la mortalité à chaque âge :

1° Au siècle passé, avant toute influence vaccinale ;

2° Vers 1820, c'est-à-dire avec l'*influence sur l'enfance et non sur les adultes ;*

3° Vers 1845, c'est-à-dire avec l'influence répartie à tous les âges, la vieillesse exceptée.

Mettons de suite sous les yeux du lecteur tous les éléments de solution du problème : les conclusions en découleront d'elles-mêmes.

SUÈDE. — PÉRIODE 1755-63.

AGES.	NOMBRE DES VIVANTS ET DES DÉCÉDÉS à chaque groupe d'âge.				COEFFICIENTS DE MORTALITÉ ou danger de mort à chaque groupe d'âge.	
	SEXE MASCULIN.		SEXE FÉMININ.			
	Populat. moyenne (3 recensements).	Mortuaire (documents officiels).	Populat. moyenne (3 recensements).	Mortuaire (documents officiels).	Hommes.	Femmes.
0 à 1	3,162	914,00	2,832	720,0	0,2890	0,2540
1 à 3	5,786	333,50	5,305	299,3	0,0576	0,0564
3 à 5	5,805	167,50	5,327	147,6	0,0289	0,0277
5 à 10	11,294	159,20	10,280	135,0	0,0141	0,01313
10 à 15	10,714	71,60	9,650	60,0	0,0067	0,00632
15 à 20	8,890	59,59	8,318	50,8	0,0067	0,0061
20 à 25	8,040	74,48	8,363	59,8	0,00927	0,00715
25 à 30	7,670	78,52	8,040	70,8	0,01023	0,0088
30 à 35	7,380	87,00	7,435	88,4	0,0118	0,0119
35 à 40	6,318	80,56	6,296	89,3	0,0127	0,0140
40 à 45	5,539	100,20	5,573	88,6	0,0184	0,0159
45 à 50	4,560	93,25	4,721	72,2	0,02045	0,0153
50 à 55	3,976	106,90	4,280	86,0	0,0269	0,0201
55 à 60	3,347	107,94	3,749	93,5	0 0323	0,0250
60 à 65	2,857	124,00	3,890	132,1	0,0434	0,0389
65 à 70	1,902	111,16	2,472	133,9	0,0583	0,0542
70 à 75	1,387	122,30	1,957	168,7	0,0880	0,0862
75 à 80	802	98,42	1,135	136,4	0,1227	0,1200
80 à 85	387	73,67	576	104,8	0,1910	0,1825
85 à 90	139	36,49	218	53,1	0,2625	0,2428
90 à 100	49	20 02	81	31,5	0,4070	0,3900
	100,000	3,020,30	100,000	2,801,8		

SUÈDE. — PÉRIODE 1815-25.

AGES.	NOMBRE DES VIVANTS ET DES DÉCÉDÉS à chaque groupe d'âge.				COEFFICIENTS DE MORTALITÉ ou danger de mort à chaque groupe d'âge.	
	SEXE MASCULIN.		SEXE FÉMININ.			
	Populat. moyenne (3 recensements).	Mortuaire (documents officiels).	Populat. moyenne (3 recensements).	Mortuaire (documents officiels).	Hommes.	Femmes.
0 à 1	31,386	660,00	28,380	503,00	0,2100	0,177
1 à 3	55,070	233,5	50,670	94,89	0,0424	0,0385
3 à 5	52,700	85,65	48,650	76,35	0,0164	0,0157
5 à 10	104,910	87,35	97,240	75,68	0,00835	0,00777
10 à 15	96,970	46,40	89,840	42,03	0,0048	0,00467
15 à 20	92,300	49,52	86,430	46,16	0,00536	0,00535
20 à 25	88,000	69,27	84,120	56,86	0,00788	0,00676
25 à 30	84,363	71,64	78,680	60,12	0,00884	0,00764
30 à 35	72,860	72,86	73.250	63,55	0,01000	0,00867
35 à 40	63,600	78,20	65,780	74,22	0,0123	0,01083
40 à 45	56,065	81,35	59,540	74,50	0,0163	0,0127
45 à 50	49,010	92,65	52,250	69,54	0,0189	0,0133
50 à 55	42,180	106,83	47,030	85,80	0,02516	0,01823
55 à 60	36,440	120,81	42,150	103,70	0,0332	0,0246
60 à 65	30,480	139,25	36.256	135,15	0,0457	0,03725
65 à 70	21,965	140,33	27,425	147,70	0,0640	0,0538
70 à 75	14,020	134,80	18,182	150,73	0,0960	0,0830
75 à 80	6,906	95,25	9,494	115,03	0.128	0,1210
80 à 85	2,694	56,73	4,063	76 93	0,21	0,1894
85 à 90	724	28,08	1,266	35,10	0,32	0,2770
90 à 95	131	5,67	271	10,62	0,43	0,3910
95 à 100	16	1,12	46	2,44	0,	0.
	100,000	2,482,30	100,000	2,197,10		

SUÈDE. — PÉRIODE 1841-50.

AGES.	NOMBRE DES VIVANTS ET DES DÉCÉDÉS à chaque groupe d'âge.				COEFFICIENTS DE MORTALITÉ ou danger de mort à chaque groupe d'âge.	
	SEXE MASCULIN.		SEXE FÉMININ.			
	Populat. moyenne (3 recensements).	Mortuaire (documents officiels).	Populat. moyenne (3 recensements).	Mortuaire (documents officiels).	Hommes.	Femmes.
0 à 1	2,879	541,90	2,64	413,00	0,1880	0,1564
1 à 3	5,310	478,00	4,961	451,50	0,0335	0,03055
3 à 5	4,790	77,46	4,487	66,33	0,0162	0,01480
5 à 10	11,040	90,16	10,330	75,60	0,00816	0,00732
10 à 15	10,418	47,15	9,765	41,98	0,00453	0,0043
15 à 20	10,425	49,68	9,839	46,63	0,004768	0,00471
20 à 25	9,253	65,56	8,909	51,03	0,00708	0,00573
25 à 30	8.245	66,16	7,987	50,70	0,00803	0,00635
30 à 35	6,930	67,85	6,790	53,68	0,0098	0,00791
35 à 40	6,050	74,90	6,014	56,84	0,0124	0,00945
40 à 45	5,443	84,78	5,513	62,88	0,0156	0,0144
45 à 50	4,942	94,24	5,195	65,58	0,0191	0,0126
50 à 55	4,230	106,49	4,677	80,85	0,02515	0,0173
55 à 60	3,372	106,10	3,945	91,52	0,0315	0,0232
60 à 65	2,738	114,45	3,398	113,02	0,0418	0,03329
65 à 70	1,797	120,38	2,371	130,00	0,0670	0,0548
70 à 75	1,178	109,02	1,645	134,20	0,0925	0,0817
75 à 80	621	88,00	936	119,10	0,1416	0,1273
80 à 85	254	57,36	425	84,61	0,2260	0,199
85 à 90	72	22,17	142	39,85	0,3080	0,281
90 à 95	12	4,75	29	10,51	0,4060	0,366
95 à 100	1	0,44	4	1,39	»	»
	100,000	2,166,00	100,000	1,940,90		

Si nous rapprochons les coefficients en leur enlevant la forme fractionnaire (comme nous l'avons fait pour la France), nous aurons le tableau suivant, aussi clair dans sa forme qu'éloquent dans ses résultats.

Nombre des décès pour 1000 vivants à chaque groupe d'âge, en Suède.

AGES.	HOMMES.			FEMMES.		
	Période 1755-63.	Période 1815-25.	Période 1841-50.	Période 1755-63.	Période 1815-25.	Période 1841-50.
0 à 1	283,00	210,00	188,00	251,00	177,00	156,40
1 à 3	57,60	42,40	38,50	56,40	38,50	30,55
3 à 5	28,90	16,40	16 20	27,70	15,70	14,80
5 à 10	14,40	8,35	8,16	13,13	7,77	7,32
10 à 15	6,70	4,80	4,53	6,22	4,67	4,30
15 à 20	6,70	5,36	4,77	6,10	5,35	4,74
20 à 25	9,27	7,88	7,08	7,15	6,76	5,73
25 à 30	10,23	8,84	8,03	8,80	7,64	6,35
30 à 35	11,80	10,00	9,80	11,90	8,67	7,91
35 à 40	12,70	12,30	12,40	11,00	10,83	9,45
40 à 45	18,10	16,30	15,60	15,90	12,70	11,40
45 à 50	20,43	18,90	19,10	15,30	13,30	12,60
50 à 55	26,90	25,16	25,15	20,40	18,23	17,30
55 à 60	32,30	33,20	31,50	25,00	24,60	23,20
60 à 65	43,40	45,70	41,80	38,90	37,25	33,29
65 à 70	58,30	64,00	67,00	54,20	53,80	54,80
70 à 75	88,00	96,00	92,50	86,26	83,00	81,70
75 à 80	122,70	138,00	141,60	120,00	121,00	127,30
80 à 85	191,00	210,00	226,00	182,50	189,40	190,00
85 à 90	262,50	320,00	308,00	242,80	277,00	281,00

Ainsi, pour ne mentionner que les âges les plus importants, il y avait en Suède, au siècle passé, 289 décès pour la première année de l'existence, 210 décès vers le premier quart de notre siècle; il y en a seulement 188 aujourd'hui. De un an à trois ans, au lieu de 57, et plus tard de 42, on n'en perd plus que 33..., etc., pour l'enfance.

Si nous considérons les adultes, nous voyons que, de vingt à trente ans, nous n'avons aujourd'hui que 755 décès (sur 100 000 vivants de cet âge) au lieu de 835 au commencement du siècle et 975 le siècle passé. De trente à quarante ans, nous n'avons plus que 1110 décès, quand il y en avait 1125 vers 1820, et 1220 pour la fin du xviii⁰ siècle (1).

Même résultat, et plus frappant encore, pour les femmes. Progrès constant à chaque âge. Ici d'ailleurs, et d'une manière encore plus régulière et plus marquée qu'en France, la mortalité est moindre *à tous les âges de fécondité* pour le sexe féminin que pour le masculin, sa diminution est plus marquée, plus régulière; on sent que, pour ce sexe favorisé, les fruits du progrès sont moins contrariés par les exigences du travail, par les luttes de la concurrence, et par celles plus fâcheuses encore de la politique.

Nous voyons donc en Suède, comme en France, du xviii⁰ au xix⁰ siècle, la mortalité atténuée à tous les âges, mais d'une manière plus marquée aux premières années de la vie. D'autre part, tandis qu'en France depuis vingt-cinq ans, ce progrès s'est arrêté aux âges de travail et même a rétrogradé pour le sexe masculin, rien de pareil ne s'est passé en Suède : la mortalité n'a pas cessé d'y décroître aux âges producteurs, même dans la courte période de 1820 à 1845. Mais, par une coïncidence singulière, *le progrès de la vitalité des deux sexes s'arrête en Suède* pour ceux qui, étant âgés de soixante-cinq à soixante-dix ans, sont nés quinze ou vingt ans avant l'introduction de la vaccine; c'est-à-dire que *ceux qui n'ont pas éprouvé l'influence* DU FUNESTE PRÉSENT, comme dirait M. Carnot,

---

(1) Il est assez digne de remarque que, dans ces tables suédoises, c'est aux abords de la vieillesse, vers soixante-cinq à soixante-dix ans, que le progrès s'arrête quelquefois, même rétrograde un instant; il semble que c'est un effort trop grand pour un peuple que de diminuer sa mortalité à tous les âges à la fois. Cependant, la diminuer d'abord pendant l'enfance et ensuite aux âges de vigueur et de production, est le progrès le plus désirable pour une nation, et c'est celui que la Suède a conquis.

sont les seuls qui n'ont pas vu diminuer leur danger de mort! Cette découverte nous paraît embarrassante pour les variolophiles. Nous la signalons à M. Carnot et à ses disciples. Il résulte de là que la vaccine, qui entre évidemment pour une large part dans la consolidation *constante* de la vie de l'enfance, n'est pour rien dans les évolutions, *variables suivant les lieux et suivant les sexes*, que subit la vitalité des adultes.

Si nous nous en étions tenus à la France, l'imperfection de nos matériaux, l'absence regrettable des documents les plus indispensables obstinément celés par nos bureaux, pouvaient peut-être laisser une vue inattentive flotter dans un demi-jour.

Mais, à la lumière qui nous vient de Stockholm, la dernière ombre du doute disparaît. Et il est évident que, si la statistique française eût été aussi riche en documents que celle de la Suède, ou seulement si ceux de ce pays eussent été connus de M. Carnot, il lui aurait été donné d'apprécier la vaccine comme un inestimable bienfait, et il se serait épargné le chagrin de s'égarer dans une fausse route, d'y entraîner quelques fidèles et de calomnier une des plus belles découvertes de notre temps.

Est-il rien de plus remarquable que le tableau du progrès si régulier et si constant que nous présente la Suède? Est-il une page plus éloquente que ces colonnes de chiffres pour célébrer le triomphe de la civilisation moderne? Honneur au pays assez régulièrement progressif pour jouir d'un tel résultat et assez éclairé pour fournir à la science les moyens de le constater !

APPENDICE

AUX DEUX PREMIERS LIVRES.

Cette première partie de notre travail était déjà imprimée, quand d'intéressants documents nous sont arrivés de Stockholm, par les soins de M. le docteur Berg qui, sachant la nature de nos travaux, a eu la gracieuse obligeance de nous envoyer quelques nouvelles données.

M. le docteur Berg, délégué par la Suède au congrès international de statistique tenu à Paris (1855), occupe dans son pays une position élevée : il est membre du conseil supérieur de santé, professeur à la Faculté de médecine, membre de l'illustre Académie des sciences de Stockholm, secrétaire de la commission de statistique, etc., et il est, en outre, auteur d'un grand nombre d'ouvrages de médecine et de statistique et, entre autres, d'un ouvrage sur les maladies des enfants, publié il y a trois ans (1853). C'est surtout de ce livre (p. 135 et suiv.) que sont tirés les nombres qui nous ont servi à établir les moyennes qui suivent. M. Berg a eu l'attention, en nous envoyant son ouvrage, de corriger quelques fautes typographiques dans les tableaux, et d'ajouter les nombres annuels des décès par *fièvres aiguës, fièvres pétéchiales*, que notre savant correspondant estime pouvoir être regardées *comme synonymes des fièvres typhoïdes actuelles.*

Nous n'avons pas voulu priver notre livre de ceux de ces documents qui se rapportent le plus directement à notre sujet.

Nous croyons que la Suède est la seule nation qui, au XVIIIe siècle, ait tenté de relever les causes de décès. Les chiffres que nous produisons sont donc aussi curieux qu'instructifs. On a souvent regretté, avec raison, dans notre discussion, de ne trouver aucun document sur les nombres des fièvres typhoïdes de notre siècle comparées à celles du siècle passé. Voyons donc si ceux qui nous viennent de *Suède*, les premiers qui nous soient connus, vont parler en faveur de M. Carnot ?

Mettons tout de suite les données sous les yeux du lecteur :

PÉRIODES de DIX ANS.	NOMBRE des VACCINAT. sur 1000 naissances.	NOMBRE DES DÉCÈS PAR VARIOLE		NOMBRE DES DÉCÈS PAR FIÈVRES CONTINUES	
		sur 1000 décès généraux.	sur un million de vivants.	sur 1000 décès généraux.	sur un million de vivauts.
1760-69	(A peine 2 ou 3 ino- culat. sur 1000 nais- sances).	Confondu av. la rougeole.		106	2910
1770-79		80	2320	119	3480
1780-89		58	1540	110	2980
1790-99		79	1980	98	2450
1800-09	280	20	560	127	3570 (1)
1810-19	520	7	190	101	2660
1820-29	680	6	132	96	2270
1830-39	730	12	270	L'enquête a été	
1840-49	720	2	43	interrompue.	
1850-55	810	8	160		

On voit d'abord les résultats bienfaisants de la vaccine apparaître avec toute la netteté désirable. Dans le xviiiᵉ siècle, il y avait annuellement, pour un million d'habitants, environ 2 000 victimes de la variole, il y en a moins de 200 depuis la pratique de la vaccine ! Voilà donc, d'après la doctrine de MM. Carnot et Bayard, de puissants

(1) En plusieurs années de cette période on a, par erreur, confondu dans les cadres la scarlatine, la miliaire avec les fièvres continues.

motifs de voir augmenter le nombre des fièvres typhoïdes. Malheureusement, l'enquête s'arrête en 1830. Cependant, comme dans les dix premières années du siècle, il y a déjà 14 à 1500 décès de moins par variole et 17 à 1800 dans les dix années suivantes, nous devrions, dès 1820-30, voir augmenter les décès par fièvres continues, dans la même proportion que nous voyons diminuer ceux par variole. Il n'en est rien pourtant; c'est un mouvement contraire qui se remarque. Sur 1000 décès, il y en avait 100 à 110 par fièvres continues; on n'en trouve que 96; sur un million d'habitants, il y avait au moins 2500 à 3000 décès par fièvre continue, et dans la période 1820-30 il n'y en a plus que 2 270; c'est-à-dire une quantité *moindre qu'avant l'action de la découverte de Jenner !*

Les adversaires de la vaccine voudraient-ils faire suspecter l'exactitude de ce document (1) ? S'étonneraient-ils que nous, qui prisons tant la critique, nous nous en abstenions dans ce cas? Ils se tromperaient : nous ne tenons pas ces matériaux comme au-dessus de la discussion ; nous dirons même qu'en 1830, la Suède a cessé l'enquête des causes de décès, parce qu'elle la trouvait trop peu exacte, et ce n'est qu'aujourd'hui qu'elle s'occupe sérieusement de la reprendre. Mais nous avouons qu'en présence de ces chiffres qui nous sont fournis par le pays le plus familier aux enquêtes statistiques, qui nous sont envoyés par un des médecins statisticiens les plus savants de la Suède; en présence de résultats qui sont d'accord avec l'ensemble de nos connaissances et qui n'ont d'autres raisons d'être suspectés que parce qu'ils portent témoignage contre une

---

(1) En ce qui concerne la fidélité des calculs et des chiffres produits ici, nous avons en main les chiffres manuscrits et la lettre de notre savant collègue le docteur Berg, et nous nous faisons un devoir et un plaisir de les communiquer.

doctrine accablée par tant d'autres et irrécusables preuves, nous ne voyons aucun motif de ne point accepter la signification de ces chiffres. Sans doute, nous ne voudrions pas entreprendre sur ces matériaux des recherches minutieuses. Mais, quand il s'agit d'apprécier si le nombre des victimes des fièvres continues a augmenté ou diminué, et si la variation est ou n'est pas en rapport avec la diminution si considérable des décès par variole, les relevés suédois nous paraissent bien suffisants pour témoigner une fois de plus combien sont mensongères les assertions des antivaccinateurs.

Après avoir montré, dans les deux livres qui précèdent, que *tous les documents connus* en statistique s'élèvent contre les adversaires de la vaccine, il nous reste à faire voir combien sont chimériques et vaines les bases sur lesquelles ils fondent leur doctrine: c'est ce que nous allons faire dans les chapitres suivants.

LIVRE III.

CHAPITRE V.

ERREURS COMMISES SUR LES DOCUMENTS GÉNÉRAUX.

I. — Interprétations erronées de la table de Deparcieux.

En présence des documents que nous avons produits, les plus solides que la statistique ait transmis sur ce sujet, non-seulement toutes les assertions des détracteurs de la vaccine tombent à néant, mais encore le vaccin apparaît comme un bienfait incontestable. Son influence, soumise à l'analyse statistique, est nette de tout soupçon : il ne fait payer à aucun âge la bienfaisante garantie qu'il donne à l'enfance contre la mort ou contre l'enlaidissement.

Les détracteurs de la statistique qui, pour rendre cette science suspecte, citaient avec plaisir les étranges arguments des adversaires du bienfait jennérien, sont réfutés du même coup.

Non, la science n'a point de sophismes (1) ; elle ne saurait être responsable des sophismes que l'on fait en son nom quand on la respecte assez peu pour la pratiquer avant de la connaître. On peut en violer les règles, la déconsidérer auprès de ceux qui l'ignorent ; mais ce n'est plus elle qui commet l'erreur : le bistouri serait-il con-

(1) *Union médicale*, 15 septembre 1853.

damnable, parce qu'il tomberait dans la main d'un maladroit? C'est, comme l'a dit **M**. Roche dans son rapport, c'est par une fausse application de la statistique que l'on a cherché à faire entrer dans la médecine une doctrine en vertu de laquelle on n'a pas craint d'appeler l'immortelle découverte de Jenner un funeste présent, et le zèle avec lequel les médecins la propagent un empirisme aveugle.

Mais on demandera comment des hommes honorables, versés dans les études sérieuses, en sont venus à se persuader ce que l'examen des faits dément si hautement? C'est en écoutant trop leur imagination, en croyant qu'il suffit de savoir les mathématiques ou la médecine pour être statisticien, et en voulant faire de la statistique sans avoir étudié cette science, ses principes et sa méthode. Au reste, il convient et il suffit d'entendre parler la doctrine pour la juger.

Voici comment s'exprime le chef de l'école :

« De 1800 à 1845, la mortalité a doublé dans la population de 20 à 30 ans.

» DÉMONSTRATION : Deparcieux, travaillant sur les résultats de deux tontines établies en 1746, prouve que sur 814 jeunes gens (tontiniers), il y a eu 8 décès entre 20 et 30 ans, soit 1 pour 100. Or, d'après le *Moniteur* du 21 décembre 1842, la mortalité des troupes est de 2 pour 100 par an. Donc la mortalité générale de France a doublé depuis moins d'un demi-siècle (1). »

Ainsi, prendre la mortalité des deux petites tontines étudiées par Deparcieux pour équivalente à la mortalité générale de la population française au xviiie siècle!

Pour le xixe, prendre la mortalité de l'armée pour la mortalité du peuple français!

(1) *Union médicale*, 1851, n° 35, et *Gazette médicale*.

Et de pareilles prémisses tirer sans hésiter une conclusion! Conclusion qui ébranlerait la statistique, la prophylaxie, l'hygiène et la logique!

Comment! vous voulez ignorer qu'il n'y a aucune parité entre la durée de la vie des rentiers et celle des travailleurs, entre la mortalité des soldats emprisonnés dans les casernes et celle des paysans travaillant librement au grand air. Des savants tels que Montyon, Messance, Devillard, et avec eux Expilly, Lavoisier, Lagrange, Condorcet, Dupré Saint-Maur, Duséjour, avaient donc bien du temps à perdre, puisque connaissant l'œuvre de Deparcieux qu'ils citent, ils n'en faisaient pas moins des recherches si profondes, si persévérantes, si coûteuses, pour parvenir à déterminer les mouvements généraux de la population!

Pour vous garder d'une telle méprise cependant, les avertissements ne vous ont pas manqué.

Deparcieux, tout le premier, établit que « les rentiers ne meurent pas si vite que le reste du monde. » Il en déduit très judicieusement les raisons à la page 61 de son livre. Auriez-vous pris cet auteur pour base d'une si grande accusation contre le progrès et contre la médecine, sans l'avoir lu?... Non, vous ne l'avez pas lu : car il vous avertit encore et il démontre que « les grandes villes ne peuvent servir à établir un ordre de mortalité générale approchant du vrai. » Et vous prenez comme types de la mortalité trois paroisses de Paris citées par Buffon.

M. Carnot a-t-il lu Moheau, qui redresse une erreur de chiffres dans la petite table de Buffon, et qui, comparant les tables partielles de Kerseboom et Deparcieux, trouve que les rentiers de Hollande sont moins vivaces que ceux de France, et avertit, en tout cas, que ces classes privilégiées ne peuvent nullement servir de paradigme pour la généralité. A-t-il eu connaissance des travaux célèbres de MM. Quetelet, Villermé, Benoiston, Malthus, Francis d'Ivernois, Boudin? Peut-il les ignorer, s'il a jamais ouvert un livre de statistique humaine? Ces travaux pourtant ne sont pas de ceux qu'on peut passer sous silence; il faut ou s'y soumettre ou les discuter si, comme M. Carnot, on s'élève contre eux. Il a ouvert l'*Annuaire du Bureau des longitudes*, mais il n'a pas voulu y voir que c'est la table de Duvillard que ce bon petit livre donne comme pouvant informer de la mortalité du XVIIIe siècle; que quant à celle de Deparcieux, il la prend pour ce qu'elle est, pour une mortuaire de « têtes choisies » (p. 213 et 216, année 1853); qu'en conséquence, et vu le ralentissement de la mortalité que nos populations ont gagné, il la tient comme pouvant représenter à peu près « l'état actuel » (p. 219) de la mortalité en France, ACTUEL en 1853.

II. — Interprétations erronées des tables du Bureau des longitudes.

Il importe de parler ici d'une méprise souvent faite par les accusateurs de la vaccine, méprise dont ils ont été avertis par deux fois (1) sans avoir profité de ces avertissements. MM. Carnot et Bayard faisaient grand bruit d'une prétendue adhésion des savants membres de l'Institut qui publient l'*Annuaire du Bureau des longitudes*. Ils se fondaient sur deux tables de population données dans les annuaires de 1849 et de 1853.

	ANNUAIRE	
	de 1849.	de 1853.
Population de 15 à 16 ans....	16,550	18 340
Population de 45 à 46 ans....	12 110	11 360
Décès entre 15 et 45 ans....	4 440	6 980

(1) *Union médicale*, 3 janvier 1856, et *Gazette hebdomadaire*, n° 9, 1856.

Ainsi, disaient-ils, en 1849 l'*Annuaire* enseignait qu'en France 16 000 jeunes gens de 15 ans donnaient 12 000 personnes de 45 ans, tandis qu'en 1853 il avoue que 18 000 individus de 15 ans ne sont plus que 11 000 à 45 ans. La mortalité n'était que de 26 pour 100 en passant de la jeunesse à l'âge mûr ; aujourd'hui l'*Annuaire* confesse qu'elle s'élève à 38 pour 100 ! Ainsi, quoique nous ayons plus de jeunes gens qu'autrefois, nous avons moins d'hommes mûrs : tant le mortalité s'est aggravée entre les deux âges !

De là grand triomphe des antivaccinateurs.

« Je puis affirmer maintenant, s'écrie M. Carnot, que si » l'approbation éclatante de l'Académie des sciences » manque encore à mes recherches, elles ont obtenu du » moins l'assentiment public des juges qu'elle m'a don- » nés (1). »

Et M. le docteur Bayard, entonnant aussi un chant de triomphe, s'écrie avec emphase :

« M. Carnot avait démontré que la population féconde » avait augmenté de 3/7 en France. Si M. Carnot a démon- » tré le premier en 1849 cette augmentation de fait, » l'*Annuaire du Bureau des longitudes* a rectifié de son côté, » en 1853, *ainsi qu'il avait été prié de le faire, l'erreur* » *qu'il avait commise jusque-là : que l'Académie de méde-* » *cine veuille bien le remarquer* (2) ! »

Ainsi déjà ils réclamaient la priorité de la découverte; ils sommaient d'autorité l'Académie de médecine de se rendre à l'avis des membres de l'Institut, avis irrécusable dans une question de cette nature. Mais le sujet de leur triomphe n'a pas tardé à devenir celui de leur défaite.

En effet, nous avons prouvé à ces messieurs que les

(1) *Union médicale*, 1856, n° 2.
(2) *Union médicale*, 1854, n° 112.

chiffres de population auxquels **M.** Mathieu revenait en 1853 n'étaient pas nouveaux; qu'il les avait déjà donnés en 1847, mais qu'à cette époque une addition les avait dérobés à leur sagacité. (*Union médicale*, n° 2, 1856.)

En réalité, cette modification que subit la table de population en 1853 indiquait si peu, dans l'esprit du savant auteur, une augmentation de la mortalité des adultes, que dans la table de survie il donne, en cette même année 1853 (1), soit à la *vie moyenne*, soit à la *vie probable* des âges adultes, absolument la même valeur qu'en 1849. Comment donc se fait-il que les adversaires de la vaccine y aient vu une adhésion à leur doctrine?

C'est que ces messieurs ont tiré les chiffres qu'ils citent non des tables de population donnant les nombres absolus des vivants de chaque âge, mais des tables donnant seulement des nombres relatifs et destinés en conséquence à indiquer *les rapports des âges* de la population française ramenée à un nombre fixe d'habitants (un million); et méconnaissant complétement la signification de ces tables, ils raisonnent comme si elles étaient à la fois des tables de population et des tables de survie.

Pour bien fixer les idées, nous mettrons sous les yeux du lecteur une table du rapport des âges des vivants, contractée en deux périodes seulement, afin de mieux faire comprendre le jeu de bascule auquel donnent lieu ces sortes de tables, et où s'est innocemment laissé prendre M. Bayard. Que le lecteur nous prête un moment d'attention; le sujet est minutieux, mais non difficile. Il faut entrer dans ces détails en faveur de ceux qui sont moins familiers avec le calcul.

(1) Voyez *Annuaire* 1853, p. 226, et 1849, p. 206.

Table du rapport des âges pour 100 habitants.

De 0 âge à 50 ans   81
De 50 ans et au-dessus   19
                                       ———
                                       100

Accordons que cette table, qui est une réduction de celle de l'*Annuaire*, représente l'état actuel d'une population. Puis, admettons par hypothèse que, par suite des progrès de la médecine, de l'hygiène, du bien-être, etc., la mortalité des vieillards diminue : il n'y a rien dans cette supposition qui nécessite des changements dans la mortalité du reste de la population, qu'en conséquence nous regarderons comme stationnaire. En cet état de choses :

1° Le nombre *absolu* des vieillards augmentera, ainsi que leur nombre relatif;

2° Le nombre *absolu* des jeunes et des virils restera *fixe;* mais leur NOMBRE RELATIF DIMINUERA.

En effet, ce ne sera plus comme autrefois 19 *sur cent habitants*, que l'on trouvera ayant plus de 50 ans, mais 25 par exemple; dès lors, il n'y en aura plus que 75 au-dessous de cet âge. De sorte que notre table du *rapport* des âges deviendra :

De   0 à 50 ans . . . .   75 ⎫
De 50 et au-dessus . . . .   25 ⎬ 100
                                        ⎭

toujours pour 100 habitants. Il est clair pourtant que, dans notre hypothèse, la population de la nation a augmenté; mais comme les *tables des rapports* des âges rapportent tous leurs nombres à l'unité, afin de rendre plus facile leur comparaison, il en résulte que, lorsqu'un terme croît, les autres décroissent nécessairement, sans que les nombres RÉELS ABSOLUS des vivants à ces âges aient diminué, sans que la mortalité ait augmenté parmi eux.

Ceci bien compris, qu'on nous permette de renverser

notre hypothèse. Si, les rapports d'âge étant comme ci-devant, 81 de 0 à 50 ans, et 19 au-dessus de 50 ans, nous supposons que la mortalité des vieillards reste constante, mais qu'un fléau, la guerre, par exemple, décime les vivants au-dessous de 50 ans ; le nombre *absolu* de ceux-ci diminuera, ainsi que leur nombre relatif, de sorte que sur 100 citoyens, nous n'en compterons plus, par exemple, que 75 au-dessous de 50 ans. La table des rapports d'âge deviendra une seconde fois :

$$\left. \begin{array}{ll} \text{De } \ \ 0 \text{ à } 50 \dots \dots \dots \dots & 75 \\ \text{De } 50 \text{ et au-dessus} \dots \dots \dots & 25 \end{array} \right\} \ 100$$

comme dans l'hypothèse contraire. Et pourtant, cette fois, le nombre *absolu* des vieillards n'a pas augmenté.

Enfin, mettant en regard ces trois petites tables des rapports d'âge :

Rapport des âges de 100 vivants.

AGE.	AVANT toute perturbation.	APRÈS l'augmentation de vitalité des vieillards.	APRÈS un fléau qui a diminué le nombre des jeunes.
	[1]	[2]	[3]
0 à 50 ans......	81	75	75
50 ans et au-dessus.	19	25	25
	100	100	100

Concluons que les tables dons nous nous occupons peuvent éprouver deux modifications qui, bien qu'indé-pendantes et ne reconnaissant ni la même origine ni la même cause, donnent absolument le même résultat; et que, si l'on nous fait connaître qu'une nation a vu ses rapports d'âge indiqués dans la table [1] devenir ceux de la table [2], on nous apprend seulement que ces rapports sont changés, sans que nous puissions induire si c'est par un bienfait qui ait augmenté la vitalité des uns ou par un fléau qui ait diminué le nombre des autres. *A fortiori*, nous laisse-t-on hors d'état de reconnaître si ce ne sont pas des résultats complexes de plusieurs mouvements opposés ou inégaux.

D'où il suit que, quand ces messieurs apportent triomphants deux lambeaux de la table des rapports des âges,

	Annuaire 1849.	Annuaire 1853.
De 15 à 16 ans............	165 500	183 400
De 45 à 46 ans............	121 100	113 600
Sommes des vivants de tout âge .	1 000 000	1 000 000

ils prouvent seulement que, d'après ces tables, il s'est opéré un changement dans les rapports des âges des vivants. Mais rien, absolument rien ne nous autorise à induire que ce soit par un supplément de décès chez les adultes, quand l'augmentation de la vitalité ou du nombre des jeunes (effet incontesté de la vaccine) suffit pour expliquer ce changement.

Ils font encore une autre méprise.

Ils raisonnent sur ces tables de population *relatives*, non-seulement comme si elles donnaient les chiffres absolus des vivants, mais encore comme si elles étaient des tables de survie.

Rappelons d'abord le sens propre des noms donnés à chacune de ces tables.

Déjà l'on a vu que les tables mortuaires donnent les nombres des décédés à chaque âge, et que la *table de population* donne les nombres des vivants de chaque âge.

La table de survie suppose que, la mortalité étant stationnaire pendant une génération, on suive un nombre déterminé de nouveau-nés, de la naissance à la mort, *en notant, à chaque période d'âges, le nombre des survivants*.

De sorte qu'il y a cette corrélation entre la table de

survie et la table de population, que la première indiquerait le nombre des vivants à chaque âge, si toute une génération était soumise, depuis sa naissance jusqu'à sa mort,
à une même loi de mortalité (à la loi actuelle, par exemple);
tandis que la seconde doit donner, en dehors de toute
hypothèse, les nombres des vivants de chaque âge. Il en
résulte que, si le nombre des naissances et la mortalité de
chaque âge étaient invariables pendant un siècle, la table
de population se confondrait avec la table de survie (1).
Mais cette dernière hypothèse, à laquelle les auteurs se
sont laissés aller trop souvent, est fort loin de la réalité,
puisqu'il est démontré qu'en France, depuis un siècle,
des mouvements marqués n'ont pas cessé de se manifester de période en période dans la mortalité de chaque
groupe d'âge : et quand nos contradicteurs, voyant dans
la table de population de l'*Annuaire* 18 000 individus de
15 ans, puis 11 000 de 45 ans, en induisent une mortalité
de 38 pour 100, ils confondent deux choses essentielle-
ment distinctes; ils raisonnent comme si la table de population était la table de survie, comme si les 11 000 vivants
actuels de 45 ans résultaient des 18 000 vivants actuels de
15 ans, tandis qu'ils résultent d'un groupe plus ancien et
beaucoup moindre, puisque la mortalité de l'enfance à
45 ans en ça, était bien supérieure à celle qui a pesé depuis
15 ans seulement sur les 18 000 individus qui ont aujour-
d'hui cet âge (nombres relatifs). Aussi est-il tout à fait présu-
mable que, dans trente ans, les tables de population indi-

(1) Pas tout à fait pourtant, puisque la table de survie indique le
nombre des survivants à chaque âge déterminé, soit le nombre de
ceux qui achevèrent leur 19ᵉ, 20ᵉ année, tandis que la table de population fait connaître combien il en existe ayant de 19 à 20 ans,
combien de 20 à 21 ans..... On comprend que ces derniers nombres
$P_{19\ldots20}$, $P_{20\ldots21}$, seront un peu plus grands que les survivants à 20,
21 ans, ou S_{20}, S_{21}.

11.

queront plus de 11 000 adultes à l'âge mûr. Ce sont toutes ces méprises, toutes ces confusions de choses très distinctes en statistique, qui ont amené les adversaires de la vaccine à croire à l'approbation *tacite* de MM. Arago et Mathieu, pour se dédommager de leur désapprobation formelle. C'est dans cette confiance mal fondée que M. Carnot s'écrie : « J'ai donc le droit de dire hautement que, parmi » mes contradicteurs, je ne compte plus aujourd'hui au- » cun homme doué de l'intelligence mathématique. Telle » est la seule réponse que je puisse faire à MM. les doc- » teurs Roche, Barth et Bricheteau, etc., etc., elle suffit » et ne saurait les offenser. Pour eux comme pour moi, la » maxime suivante est vraie : *Ne sutor ultrà crepidam.* Je » puis affirmer en outre que M. Ch. Dupin n'a plus élevé » aucune contestation... ce qui permet assurément de » croire à l'approbation tacite de ce savant géomètre(1). »

Ainsi, approbation tacite des auteurs de l'*Annuaire*, Arago et Mathieu, approbation tacite de M. Dupin! Quoi! les princes de la science sauraient aujourd'hui que chaque jour la société emploie ses constants efforts à se dégrader elle-même, et ils se tairaient! Ils sauraient que la France va se dépeuplant d'adultes, et ils ne parleraient point!! Ah! c'est calomnier plus que la vaccine; et si nous n'avions pas démontré que c'est absurde, nous dirions encore : *C'est impossible!*

On voit donc que le système des antivaccinateurs dérive de plus d'une lourde méprise. Apparier les privilégiés aux déshérités, les citadins aux paysans, le méphitisme physique et moral des casernes au libre travail des campagnes, confondre les nombres relatifs à une somme constante ou en fonction de l'unité avec les nombres absolus, les

(1) *Gazette des hôpitaux*, 1834, *Influence de la vaccine sur la population*, p. 58. — *Union médicale*, 1856, n° 2.

tables de population avec les tables de survie : voilà leur méthode et leur logique.

Il n'y a rien de plus étrange que la manière de raisonner de M. le capitaine Carnot, si ce n'est toutefois sa manière de calculer. En voici un échantillon incomparable. Il présente par trois fois à l'Académie des sciences, comme appendice à son *Essai de mortalité*, un tableau général de la mortalité et de la population en France. Or, voici comment il compose sa colonne des vivants par âges pour 1806 : il prend les vingt premières années dans la table de Duvillard, et le reste dans la table de Deparcieux. D'un coup de sabre, il fend en deux ces pauvres tables, puis il recoud un morceau de l'une à un morceau de l'autre. C'est incroyable, et pourtant vrai, car il le raconte lui-même; et les chiffres accusateurs le disent assez sans lui. Par cette méthode malheureuse, les champions de la variole assemblent, pour représenter la mortalité commune du siècle passé, des enfants qui meurent comme le commun des martyrs, et des adultes qui vivent comme des rentiers. Si donc on a pu dire qu'apparemment les additions de ce calculateur étaient bien faites (1), il faut entendre bien faites à la façon d'un marchand qui ajouterait des mètres à des aunes, ou des centimes à des liards.

III. — Interprétations erronées des mouvements de population.

Il n'est sorte d'inconséquence que l'usage, si fréquent aujourd'hui, de parler ou d'écrire sans préparation suffisante, n'ait fait avancer sur les causes ou les résultats de l'accroissement des vivants, et en général sur les mouvements de population (naissances et décès). MM. Carnot et

(1) Rapport à l'Académie de médecine, 13 septembre 1853.

Bayard n'ont pas manqué de puiser à cette grosse source
d'erreurs (1).

Lors de la découverte du vaccin, les études de statistique humaine étaient à peine nées, et l'on ignorait à peu
près complétement les lois qui président à la multiplication de l'espèce.

Aussi a-t-on conclu un peu vite que tous les enfants
arrachés à la mort par la vaccine allaient coopérer, dans
la proportion de leur nombre, à l'accroissement des
vivants.

Duvillard a fort innocemment contribué à répandre ce
préjugé en calculant l'accroissement théorique que la
vaccine allait imprimer à la population.

Mais Duvillard, écrivant à une époque où les principes
de la Démographie n'étaient pas encore émanés de l'observation directe, a dû nécessairement accorder beaucoup à
la spéculation.

Cependant il ne se laisse pas enivrer par ses calculs ; car,
avant d'en publier le résultat, il écrit les lignes suivantes
qui témoignent à la fois de sa réserve et de sa sagacité.
« Bornons-nous, dit-il (p. 150), à chercher quel serait
» l'accroissement de la population en France uniquement
» dû à l'établissement de la vaccine, *en supposant que de*
» *nouvelles sources de prospérité permissent* un tel accroisse-
» ment : car, » avait-il dit plus haut, « la population doit
» être à peu près stationnaire dans un pays déjà si peuplé ;
» et il est à présumer que, SI LA VIE DES ENFANTS ÉTAIT PLUS
» ASSURÉE, ON EN PROCRÉERAIT MOINS. » Ce que présumait
Duvillard, la Démographie l'a complétement établi. C'est
un théorème aujourd'hui démontré que les mouvements
de population sont rivés à ceux des subsistances ; ainsi

(1) Académie des sciences, séances des 7 mai et 10 septembre 1849
Union médicale, 1853, n° 79).

il n'y a qu'une cause *déterminante* qui augmente la population, c'est l'augmentation des subsistances, et plus généralement l'augmentation des produits du travail.

C'est en conséquence de ce principe que dans les *Annnales d'hygiène* M. Villermé a fait voir que la vaccine n'était pas une cause immédiate de l'augmentation de la population ; et nos adversaires ont prouvé qu'ils ne le comprenaient pas, quand ils ont prétendu voir là une adhésion (toujours tacite, il est vrai) de l'illustre statisticien.

Depuis, M. Guillard a précisé encore davantage cette cause unique de la multiplication des hommes, en établissant que *la population s'accroît comme les subsistances* DISPONIBLES.

Essayons de faire comprendre en peu de mots la pensée de M. Guillard. Rappelons d'abord ce principe de la science économique, que *tout travail crée un excédant*. Cela veut dire que l'homme, individuel ou collectif, produit un peu plus, chaque année, qu'il n'est obligé à consommer pour conserver son existence. Cet excédant de la production indispensable pour entretenir la vie dans les conditions du bien-être antérieur, chaque homme, comme chaque nation, le dépense à sa guise.

Certaine nation, et la France en première ligne, l'emploie en grande partie à augmenter son bien-être, son confortable, son instruction, etc., fort peu à augmenter sa population, mais n'en détourne rien au profit de l'augmentation des naissances ; bien au contraire, et comme l'avait prédit Duvillard, A MESURE QUE LA VIE DES ENFANTS DEVIENT PLUS ASSURÉE, ON EN PROCRÉE MOINS.

Ainsi, chez nous Français, et, parmi nous, chez la race normande en première ligne, comme l'avait pressenti d'Ivernois, l'accroissement de la population est plus borné qu'il ne serait, s'il se réglait uniquement sur l'augmentation des produits de notre travail. Mais une partie des produits supplémentaires, étant employée à augmenter le bien-être, est perdue pour l'augmentation directe de la population ; il reste, dirait M. Guillard, peu de *subsistances* DISPONIBLES invitant à procréer de nouveaux êtres. Aussi, tandis que le bien-être, l'aisance, la vie moyenne augmentent si notablement en France depuis le commencement du siècle, le *nombre relatif des naissances diminue :* et bien loin de voir, avec les ennemis de la vaccine ou autres détracteurs du xixᵉ siècle, dans ce phénomène remarquable, un sujet de complainte, il faut y voir un sujet de félicitation pour notre peuple qui, préférant la qualité à la quantité, augmente peu sa population, mais l'augmente *exclusivement* par la diminution de sa mortalité.

Il n'en est pas de même d'un bon nombre de pays allemands ou slaves, la Prusse, la Bohême, par exemple, chez lesquels pourtant on ne néglige pas de vacciner. Pour eux, tout l'excédant des produits est *disponible* et sollicite à de nouvelles naissances ; rien ou fort peu de chose ne paraît être réservé pour augmenter le bien-être : aussi la vie moyenne est stationnaire ou rétrograde ; les chances de décès ne diminuent point, ni sans doute celles de maladie ; *les hommes voient augmenter leur nombre sans voir augmenter leur bien-être.* Est-ce là un progrès bien profitable à l'espèce ? Pourtant, nous voyons les adversaires de la vaccine et, aussi bien qu'eux, leur contradicteur M. le docteur Mordret de la Sarthe, méconnaissant absolument la signification de l'accroissement continu des naissances, prendre cet accroissement pour un signe de prospérité générale. Ils paraissent ignorer que l'accroissement des naissances tient à des causes multiples, parmi lesquelles l'augmentation du bien-être n'entre jamais que comme cause passagère.

La grosse erreur dont ils se rendent coupables, permise au temps de J.-J. Rousseau, ne l'est plus aujourd'hui.

« Le publiciste du xviiie siècle procédait d'après une méthode fréquente chez les *cartésiens ;* c'est-à-dire que, supposant vraie une inspiration de l'esprit, une vue incomplète du phénomène, il croyait découvrir la mesure de la prospérité d'un peuple dans la rapidité de son accroissement, et s'écriait, sans daigner vérifier son hypothèse : « Calculateurs, c'est maintenant votre affaire ; comptez, » mesurez, comparez ! » Et voilà que les *baconiens,* je veux dire les statisticiens, mesurent, comparent, et trouvent que la multiplication des naissances, même au delà des décès, est en rapport avec une vie courte et misérable ; que les heureux se marient tard, multiplient peu, et vivent longtemps (Rickman, Ivernois, Villermé, etc.) ; que plus il meurt d'enfants, plus il en naît. La remarque avait déjà été faite, puisque les Romains nommaient *proletarius,* ou faiseur d'enfants, le *menu peuple.* Ainsi, dans :

	1 décès pour	1 naiss. pour	1 mariage pour
Le département de l'Orne......	52 hab.	45 hab.	147 hab.
Le Finistère	30	26	114
La province de Namur........	51	30	140
La province de Zélande.......	28	22	113
L'État de Ganaxuato (Mexique)..	18	16	70

» On pourait allonger ce tableau autant qu'on le voudrait (1). »

Le nombre considérable des naissances, non plus que celui des mariages, ne fournit donc pas de preuve directe et certaine de la prospérité d'une nation ; et l'accroissement de la population ne prouve pas davantage l'accroissement de son bien-être.

(1) Thèse inaugurale du docteur A. Bertillon, 1852.

La seule cause *déterminante* qui préside à l'augmentation de la population (que cette augmentation ait lieu par l'excès des naissances ou par une plus grande durée de la vie ou par l'immigration) est *l'augmentation des subsistances disponibles :* DISPONIBLES, c'est-à-dire non absorbées par un supplément de bien-être, soit de nécessité, soit de choix et de luxe ; et encore le confort, en prolongeant la vie, peut-il être une cause *indirecte* d'augmentation des vivants.

En un mot, beaucoup de causes prédisposantes, pouvant aboutir à *l'unique* cause déterminante, amèneront ainsi un accroissement de population.

La vaccine, entre autres, diminuant la mortalité des enfants, diminuera les sacrifices faits stérilement pour élever jusqu'à 4 ou 5 ans les victimes prédestinées de la variole ; et ce tribut, refusé à la mort, sera employé suivant les tendances, les lumières, le tempérament des races, ou à augmenter le confortable, ou à multiplier les naissances.

Voilà comment la vaccine peut *indirectement*, et comme *cause facilitante*, augmenter la population ; et voilà en même temps pourquoi cètte augmentation n'est pas obligée et peut être remplacée par un accroissement de bien-être, qui lui-même a pour effet certain (M. Villermé l'a assez clairement démontré) d'accroître la vitalité. Ainsi, dans ce dernier cas, la vaccine augmentera la vie humaine de deux manières : directement, en supprimant un danger, et indirectement, en employant plus utilement les produits du travail (1).

(1) Qu'on ne croie pas que cette économie soit légère.

D'après Duvillard , la vie moyenne des victimes de la variole est de quatre ans , et d'après le nombre annuel des victimes qu'elle faisait (supposant nos 35 millions dans les mêmes conditions qu'autre-

C'est parce que nos adversaires ignoraient ces grandes lois de la statistique humaine, lois sur lesquelles, grâce aux célèbres travaux de nos contemporains, tous les statisticiens sont d'accord aujourd'hui, qu'ils ont pu croire que la diminution des naissances était un résultat funeste dont ils pouvaient charger la vaccine. Ils se trompaient donc à la fois dans l'appréciation du fait et dans la recherche de sa cause.

Nous n'avons voulu qu'esquisser à grands traits la démonstration de ces lois, dont on trouve tous les développements dans les écrits si connus de Malthus, d'Ivernois, Benoiston, de MM. Villermé, Guillard, etc. Au reste, elles font partie aujourd'hui des connaissances classiques dans les sciences économiques et statistiques (1), et il est incroyable (le vrai peut quelquefois n'être pas vraisemblable) que des hommes qui s'annoncent avec tant de jactance et de bruit, en soient à ignorer les éléments des sciences qu'ils osent invoquer.

IV. — Interprétations erronées de l'augmentation des chiffres de mort-nés.

Voici encore un élément statistique avec lequel nos vaccinophobes ont fait grand bruit. Ces pauvres mort-nés

---

fois), nous en compterions environ 100 000 par an. Ce serait une perte annuelle de 100 000 enfants de quatre ans : si l'on estime que chacun a coûté 200 francs, c'est une perte annuelle de 20 millions de francs ; et si à ce chiffre on ajoute la dépense, la perte de travail résultant des 8 à 900 000 varioles annuelles, on comprendra le prix de la vaccine, et en général de toute prophylaxie d'affection endémique et grave, et l'on se demandera si la lésinerie d'un grand nombre de départements pour la propagation du cowpox est une économie bien entendue.

(1) Nous avons résumé nous-même quelques-unes de ces lois dans notre *thèse inaugurale* (1852), plus récemment dans une lettre adressée à M. Guillard, et que cet auteur a insérée en entier dans ses *Éléments de Démographie comparée*, in-8, p. 335 (Guillaumin, 1855).

12

serviront longtemps encore de trompette aux contempteurs de notre siècle, car ils paraîtront augmenter en
Europe à mesure que l'état civil s'améliorera, se perfec-
tionnera, que l'enquête statistique entrera plus avant dans
les mœurs. Un peu de réflexion suffira pour s'en rendre
compte.

En général, le mort-né (1) n'a d'existence légale que là
où un état civil est institué; ailleurs, en général, tout
mort avant le baptême s'enterre dans le premier coin
venu ; c'est ainsi qu'il se pratiquait et, sans doute, qu'il
se pratique encore bien souvent en Angleterre, et toujours
en Espagne et dans tous les pays arriérés.

Même en France, bon nombre de mort-nés échappent à
l'état civil, souvent par ignorance, quelquefois pour certains intérêts faciles à deviner. Nous avons été à même de
faire à ce sujet des recherches particulières dans quelques
départements, et nous avons acquis la certitude, soit par
les aveux des secrétaires des mairies, soit par la collation
des registres publics, que la plus grande irrégularité
existe à ce sujet. Nous avons trouvé des cantons entiers
qui n'enregistrent pas un seul mort-né dans une année.
C'est ce qu'on remarque surtout dans les pays d'ignorance, où l'on s'accoutume difficilement à remplacer la
vieille paroisse par la jeune commune, et où maintes
braves gens s'imaginent qu'un mort-né, qu'un *non baptisé*
n'intéresse point la société qui n'a que faire de l'inscription
civile, et qui peut bien le laisser enterrer sans témoin au
bord du chemin. Comme médecin, nous avons dû quelquefois nous opposer à cette pratique.

On se méprendrait encore si l'on croyait que toute

(1) En administration, on comprend généralement sous cette dénomination (contrairement au sens médico légal) tous ceux décédés
avant l'enregistrement civil.

grande ville, que Paris au moins doit être affranchi de ces irrégularités. Sans doute, la soustraction d'un mort-né venu *à terme* doit être plus rare à Paris, car elle est plus difficile, et l'on sait généralement qu'elle est interdite; aussi les déclarations de mort-nés sont-elles très nombreuses dans cette capitale. Mais la loi exige-t-elle que l'avorton soit couché sur les registres publics? Il ne paraît pas.

A Paris pourtant, il est probable que les mort-nés venus à 7 ou 8 mois sont *ordinairement* enregistrés et viennent grossir le chiffre total : mais en fait, à quel âge commence l'inscription de l'avorton? Nous croyons qu'on l'ignore. On comprend quel arbitraire le silence de la loi laisse sur une pratique non obligatoire.

Il résulte de là que le nombre de ces inscriptions non obligées peut et doit varier avec les usages des citoyens et de l'administration; et l'on peut présumer que la tendance doit être d'inscrire l'avorton de plus en plus jeune. Il faut avouer d'ailleurs que la justice nous paraît être intéressée à ce mouvement.

Quoi qu'il en soit, voilà les considérations qui dominent la question des mort-nés; voilà pourquoi ils iront en augmentant avec l'instruction, la civilisation, le perfectionnement des enquêtes administratives et statistiques.

Voilà pourquoi il est illogique de vouloir tirer des inductions physiologiques, soit de leur inégalité relative dans nos départements, soit de l'accroissement de leur nombre sur les registres publics.

CHAPITRE VI.

ERREURS COMMISES SUR DES DOCUMENTS SPÉCIAUX.

**I. — Erreurs de MM. Carnot et Bayard dans l'examen
comparé de quelques départements (Côte-d'Or,
Aveyron, etc.)**

La commission de vaccine de l'Académie de médecine
publie chaque année un rapport dans lequel on trouve le
nombre des vaccinations *déclarées* à l'administration pré-
fectorale dans chaque département. A en croire les chiffres
dénoncés, la plus grande inégalité existe sous ce rapport
entre nos divers départements. Les uns, comme Loir-et-
Cher, Côte-d'Or, vaccinent la totalité de leurs enfants (1);
dans d'autres, Vienne, Aveyron, on ne vaccinerait personne ou presque personne.

Il paraissait donc, d'après ces documents, qu'en comparant un certain nombre des pays les plus vaccinateurs
avec ceux qui vaccinent le moins, on pouvait espérer faire
ressortir l'influence du cowpox. M. H. Carnot a entrevu
ce champ d'investigation : mais l'absence de méthode, et
par suite l'arbitraire, qui caractérisent tous ses travaux
statistiques, ne pouvaient manquer de le pousser dans l'erreur qu'il invoquait : *Abyssus abyssum invocat.*

D'abord, comme un chimiste imprudent qui s'aventure

(1) *La totalité* au moins; car leur moyenne en 10 ans est 940 vaccinés sur 1000 naissances, et comme, sur ces 1000 nouveau-nés,
90 environ succombent dans leurs deux premiers mois d'existence,
c'est-à-dire avant l'âge ordinaire de l'opération, on voit qu'il y a plus
de vaccinations déclarées que de nouveau-nés à vacciner! peut-être
à cause des revaccinations.

dans des travaux de fine analyse avec des réactifs dont il n'a pas vérifié la pureté, M. Carnot accepte de confiance les déclarations préfectorales sur le nombre des vaccinés; il regarde, sans vérification, les chiffres déclarés comme étant en rapport vrai avec le nombre des vaccinations effectuées; puis, non content d'avoir négligé la précaution, si indispensable en statistique, de l'examen préalable des pièces produites, il y joint une faute élémentaire, un barbarisme de méthode : il compare *un* département vaccinateur à *un* département regardé comme peu vaccinateur. Ainsi, dans un travail qui ne pouvait relever que d'un sévère examen statistique, il commence par abandonner la critique et la méthode, pour se confier aveuglément à des documents suspects et au hasard du rapprochement de deux unités (car je veux supposer qu'il ne les a pas choisies) (1). Aussi, dans notre premier travail, nous terminions ainsi :

« Ne finissons pas sans répudier l'illogisme du procédé de M. Carnot. Le calcul des probabilités aurait dû lui apprendre qu'UNE coïncidence de deux événements recherchés est chose très possible, et que cette coïncidence n'autorise nullement à conclure de cause à effet. Il pouvait donc avoir la chance qu'il y eût vraiment dans l'Aveyron moins de vaccinations et moins de mortalité que dans la

(1) M. Carnot trouvait donc le département le plus vaccinateur (Côte-d'Or) fort à plaindre. Mort-nés nombreux, mortalité rapide, mariages stériles, moralité faible (les naissances illégitimes seules nombreuses). M. Bayard, de son côté, trouve dans ce malheureux département maints bossus, aveugles, aliénés (lettre à l'*Union médicale*); voilà pour les méfaits de la vaccine. De l'autre part, l'Aveyron, fort peu vaccinateur, selon nos variolophiles, fournit un heureux exemple des bienfaits de la variole : accroissement rapide de la population, fécondité des mariages, longévité des époux, peu d'infirmités, peu de mort-nés, moralité, etc. (Académie des sciences, 10 septembre 1849, et *Union médicale*, 1853, n° 79.)

12.

Côte-d'Or, sans qu'il y eût relation nécessaire entre ces deux faits. Il faudrait, dans des recherches de cette nature (si l'on voulait suivre la méthode scientifique et non la lueur fallacieuse de l'imagination), il faudrait *ordonner* les départements, par exemple, une fois selon leurs chiffres de vaccinations, puis à nouveau, selon leurs chiffres de mortalité ; alors on aurait des coïncidences assez nombreuses pour être dégagées des accidents particuliers, et l'on serait fondé à affirmer certaines probabilités.

Quand nos adversaires auront fait ce travail, on peut prévoir qu'ils seront bien loin de leurs conclusions actuelles, qui ne sont que des idées préconçues ; ou, s'ils y persistent, ce sera au moins en connaissance de cause. » (*Union médicale*, 11 sept. 1855.)

Ce travail que nous proposions aux adversaires de la vaccine dans le but d'éclairer la question qu'ils agitent, ils se sont gardés de le faire. Il faut avouer, d'ailleurs, qu'il paraissait d'abord impossible, puisque l'administration nous a celé jusqu'à ce jour toute mortuaire, et que les savants laborieux auxquels nous devons pour notre siècle les deux mortuaires générales dont nous avons tiré tant de profit, n'ont pas publié les mortuaires départementales. Nous n'aurions donc pu nous-mêmes exécuter ce travail, s'il ne nous avait été donné de puiser dans le précieux manuscrit de M. X. Heuschling, d'où M. A. Guillard avait extrait la mortuaire générale qu'il a publiée. Nous y avons trouvé des *tables de survie* exécutées pour chacun des 86 départements au moyen des mortuaires départementales que l'estimable secrétaire de la commission statistique belge a dressées, comme nous l'avons dit, par le dépouillement des feuilles officielles elles-mêmes (1).

____

(1) Toutes ces tables sont dressées d'après la méthode de Halley.

Nous avons donc mis à profit pour notre objet ces précieux documents ; et nous avons entrepris de faire ce que l'on devait attendre des adversaires de la vaccine, s'ils eussent été aussi ardents à rechercher la vérité qu'ils le sont à la défigurer.

Il nous a fallu d'autant plus de persévérance pour mener à bonne fin ce travail, que nous n'avons pas tardé à reconnaître la mauvaise qualité des documents invoqués (1).

En effet, les statisticiens savent tous la régularité si remarquable des mouvements sociaux, régularité aussi constante dans les actes volontaires que dans les actes involontaires. Non-seulement les nombres des décès, des naissances de chaque année, s'éloignent fort peu de la valeur moyenne ; mais la même récurrence s'observe pour le nombre des mariages, des crimes, des suicides, *des enfants envoyés dans les écoles, des conscrits, des lettrés et illettrés*, etc. De sorte que toutes les fois qu'un acte est entré plus ou moins dans les usages d'un peuple, il devient une fonction de la vie sociale, et se reproduit avec la régularité d'une fonction vitale. Cette régularité est un des faits les mieux établis par la statistique. M. Quetelet s'est étendu sur ce point dans son livre si attachant de la

légèrement modifiée pour le premier âge. M. X. Heuschling explique sa méthode dans un opuscule intitulé : *Nouvelle table de mortalité* (lisez *de survie*) *de la Belgique*. M. Quetelet a fait voir que cette méthode donne en réalité les mêmes résultats que la méthode ordinaire, si ce n'est pour le premier âge (*Bull. de la Com. belge*, t. V).

(1) Nous avons, par un long travail, déterminé pour chacun de nos 86 départements le nombre *moyen* des vaccinations pour une période de 10 ans (1841-50), et posé le rapport entre ce nombre moyen et celui des naissances moyennes de la même période. Nous avons ensuite ordonné les départements suivant ce rapport, puis isolant les douze premiers et les douze derniers, nous avons comparé dans ces deux groupes la vitalité des enfants et des adultes.

physique sociale. Cette loi reconnue peut donc à son tour servir à contrôler les enquêtes statistiques. Ainsi, toutes les fois que les relevés d'un fait social qui, par sa nature, doit être soumis à cette loi, paraissent l'en affranchir, on est autorisé à soupçonner très fortement l'exactitude des documents. Eh bien! les nombres des vaccinations déclarés annuellement par les préfets nous donnent lieu d'observer une irrégularité portée à son maximum dans un fait qui doit être aussi régulier que les chiffres des naissances. Nous n'en citerons ici qu'un exemple.

M. Carnot a représenté l'Aveyron comme le département qui vaccine le moins, et cela paraissait vrai selon les chiffres déclarés par le préfet (après la *Vienne* toutefois, qui, d'après les mêmes déclarations, ne vaccine pas du tout). En effet, en 1852, l'Aveyron ne déclarait que 546 vaccinations pour 11000 naissances. Mais au moment où M. Carnot félicitait les Aveyronnais de leur sage antipathie pour la vaccine, voici la préfecture qui annonce 5147 vaccinations pour 1854!

Les gens du Rouergue auraient-ils donc l'esprit de contradiction si développé que, depuis 10 à 12 ans que la commission académique les gourmande de leur indifférence pour la vaccine, elle n'en ait pu rien obtenir, tandis qu'à peine les vaccinophobes ont-ils félicité ces *heureux Aveyronnais* de fuir la fille de Jenner, ils viennent en foule réclamer ses faveurs? Non, les mères de famille du Rouergue ne lisent guère; mais l'administration, nous ne savons sous quel stimulant, a fait quelques efforts pour connaître un plus grand nombre de vaccinations. Car l'on sait bien qu'une population qui repousserait la vaccine, qu'une population chez laquelle on pourrait pratiquer à peine une vaccination sur 10 à 15 naissances, ne viendrait pas *tout à coup* livrer à la lancette la moitié de ses nouveau-nés, surtout quand aucune épidémie n'explique ce caprice. Ce que nous disons de l'Aveyron peut s'appliquer au plus grand nombre des départements, surtout à ceux dits peu vaccinateurs, car ils présentent la plus grande irrégularité dans les vaccinations déclarées.

Ces localités sont en général celles où une administration indifférente n'honore ni n'indemnise les déclarations qui leur sont faites par les médecins vaccinateurs, de sorte que les chiffres des vaccinations déclarées par les administrations préfectorales pourraient peut-être servir à classer ces administrations selon leur sollicitude scientifique et humanitaire, mais nullement selon le rapport réel des vaccinations *effectuées*. Voilà ce dont le détail du dépouillement par départements nous a convaincu ; voilà ce que les résultats obtenus par le tableau suivant viennent confirmer (1) :

(1) M. le docteur Berg nous apprend, dans les documents qu'il nous a envoyés et dont nous avons parlé page 112, comment la Suède a su se garantir de ces imperfections dans le relevé des vaccinations. Elle a organisé une double enquête : l'une, faite par les vaccinateurs, est adressée au *conseil de santé* ; l'autre, exécutée par les pasteurs, est envoyée à la commission de statistique. Quelle supériorité sur ce qui se fait en France ! Là, les médecins s'adressent *directement à une autorité médicale* (le conseil de santé), qui sait apprécier leur travail et qui le fait *partout avec la même mesure*. En France, au contraire, ce sont les préfets et les conseils départementaux qui doivent recueillir, apprécier, rémunérer les enquêtes médicales. Aussi la divergence des résultats répond à la diversité des moyens. Pour indemniser les médecins, quelques départements ont les fonds nécessaires, un plus grand nombre n'ont que des sommes insuffisantes, dérisoires quelquefois ; ailleurs il n'y a rien ! Doit-on s'étonner de l'inégalité et de la pauvreté des fruits recueillis ? En général, toutes les fois que les petites administrations provinciales seront chargées de féconder les enquêtes scientifiques, on peut, sans être pessimiste, prédire la stérilité du produit. Quoi qu'il en soit, on voit qu'en Suède c'est directement au conseil de santé que les vaccinateurs adressent leurs relevés. D'une autre part, et parallèlement, la commission centrale de statistique dresse son enquête, qui vient avec efficacité contrôler la première. Pour en saisir le ressort, il faut rappeler que dans les pays protestants

Valeurs moyennes de la période 1841-50.

DÉPARTEMENTS.	NOMBRE des VACCINÉS déclarés sur 1000 naissances.	SUR 1000 VIVANTS		
		d'un an combien survivent à 15 ans.	de 20 ans combien survivent	
			à 30 ans.	à 40 ans.
DÉPARTEMENTS qui font connaître LE PLUS DE VACCINATIONS.				
Loir-et-Cher.....	958	777	878	776
Côte-d'Or.......	920	801	882	802
Lot-et-Garonne..	910	765	917	821
Meurthe........	890	780	874	776
Cher..........	870	736	840	705
Haute-Garonne ..	850	777	886	799
Haute-Saône....	845	776	886	795
Haut-Rhin......	843	747	845	724
Meuse..........	840	791	888	802
Corrèze.........	833	700	863	727
Doubs..........	830	787	382	779
Jura...........	830	754	882	778
Moyenne.....	868	763,5	876,1	773,8
France..........	580	762	872	768
DÉPARTEMENTS qui font connaître LE MOINS DE VACCINATIONS.				
Vienne........	»	785	884	779
Aveyron........	107	728	891	785
Gard..........	183	670	862	752
Hautes-Pyrénées..	200	778	887	796
Haute-Loire.....	240	754	871	760
Corse..........	263	708	827	676
Puy-de-Dôme....	278	783	895	801
Tarn	310	705	892	803
Gironde........	322	825	886	791
Ardèche........	355	697	861	748
Yonne	360	785	894	808
Var	380	750	785	671
Moyenne....	250	748,0	870,0	714

A ne regarder que les valeurs moyennes générales de chaque série, ce tableau s'élève encore avec force contre M. Carnot, puisque sur 1000 habitants de 20 ans il en survit à 30 ans à peu près autant de part et d'autre, et même un peu plus dans le groupe vaccinateur, et que celui-ci à 40 ans compte encore 774 adultes, tandis que les moins vaccinateurs n'en ont plus que 714. Mais d'une autre part, si nos chiffres de vaccination représentaient avec quelque vérité les rapports réels du nombre des vaccinés, il y aurait certainement une différence plus sensible entre les survivants de chaque série à 15 ans, car c'est surtout de 1 à 15 ans que la vertu préservative du vaccin a une grande et incontestable influence. C'est à peine pourtant s'il y a une différence de 2 pour 100 entre la survivance des deux groupes à l'âge de 15 ans ! Ce rapport ne paraît point assez élevé pour être regardé comme significatif. Si, pour nous en informer plus sûrement, nous appliquons la règle que nous avons donnée pages 15 et 16, nous verrons qu'il doit être regardé comme accidentel. En effet, si au lieu de 12 départements pour former chaque série, nous en prenons 13, il devient nul, et même change de signe pour reparaître avec 15, etc.

Malgré le résultat négatif auquel, faute de documents

le pasteur, étant un citoyen qui relève exclusivement de la patrie, un époux, un père, attaché au pays par tous les liens de famille et de hiérarchie, la société dont il est membre a pu lui confier, *sous bon contrôle d'ailleurs,* une partie de l'enquête statistique. En Suède, particulièrement, les pasteurs sont chargés de tenir les *registres de population* dont nous avons parlé (p. 104) : l'exactitude et la bonne tenue de ces registres *sont contrôlées chaque année* par des agents de l'administration civile. C'est ainsi que les pasteurs se trouvent naturellement à portée de connaître les vaccinations effectuées chaque année dans leur vicariat et d'en envoyer le relevé à la commission statistique. On s'étonnera moins, après ces détails, de la perfection de la statistique suédoise et de l'infirmité de l'enquête des vaccinations effectuées en France.

sérieux, nous aboutissons dans ce chapitre, les conclusions à tirer ne sont pas dépourvues d'intérêt.

D'abord, l'examen auquel nous nous sommes livré frappe de nullité toutes les productions de **M. Carnot** sur ce sujet. Ensuite ce travail de critique prouve que le statisticien peut se mettre à l'abri des documents inexacts ; qu'il a, comme le chimiste, des réactifs pour apprécier la pureté et la qualité des matériaux qui lui sont fournis ; qu'il ne tient qu'à lui, dans la détermination des valeurs moyennes, dans *la figure* des séries, dans *les données de la science*, de reconnaître, à l'irrégularité des groupes, que la propriété par laquelle il ordonne n'est pas celle qui gouverne les séries. Que le lecteur se reporte à la page 12, et qu'il considère la succession des nombres dans le tableau où les séries de 20 élèves polytechniciens sont rangés par ordre de mérite, en comparant avec le tableau ci-contre où les départements sont rangés suivant le nombre des vaccinés (déclarés). Dans le premier cas, le nombre des fumeurs croît avec une régularité remarquable ; on saisit tout de suite la loi qui préside à leur distribution ; dans les tableaux que nous venons de produire, au contraire, *aucune succession régulière ne peut être saisie* sur les nombres des survivants. Si cette irrégularité ne se remarquait que sur les survies à 30 ou 40 ans, elle indiquerait qu'il n'y a aucun rapport entre cette survie et la vaccine ; mais comme elle se manifeste aussi pour la survie de 1 à 15 ans et que la déduction serait *contraire* aux propriétés les plus notoires et les plus incontestées de la vaccine, on doit conclure que les départements ne sont pas vraiment rangés suivant leurs coefficients de vaccination (nous avons vu que les irrégularités annuelles viennent appuyer cette conclusion) ; ou bien que ces coefficients se rapprochent beaucoup les uns des autres (contrairement aux déclarations préfectorales), c'est-à-dire que la différence du nombre des vaccinations effectuées dans les deux groupes comparés et même dans chacun des départements est trop petite pour pouvoir être appréciée dans son existence et dans ses résultats par les moyens de vérification dont nous disposons.

Ainsi la méthode statistique, quand on sait l'appliquer, est si sévère et si précieuse, que non-seulement elle peut résoudre les problèmes qu'on lui soumet quand les éléments exacts et utiles en sont connus, mais encore elle peut avertir que les données en sont insuffisantes et inexactes.

Interrogée avec des documents vrais, elle répond ; avec des documents faux, elle s'abstient !

Cette exactitude n'est obtenue qu'à la condition de ne pas oublier que la statistique appliquée ne consiste pas à invoquer superstitieusement le témoignage des documents numériques bruts, ainsi que beaucoup le croient, mais à soumettre ces documents à la critique et à la méthode propre à la science. C'est alors seulement qu'on peut compter sur la légitimité des résultats.

Comment donc M. Carnot, qui n'interroge ses matériaux ni par la critique ni par la méthode, pourrait-il obtenir la vérité ? Il ne pourrait la rencontrer quelquefois que par l'effet d'un hasard heureux, et jusqu'à présent la chance ne l'a pas favorisé (1).

---

(1) Ce n'est pas sans motif que quelques pseudo-statisticiens font comme M. Carnot.

Si, en effet, c'est dans l'emploi de la critique et de la méthode que gît la vérité, c'est aussi dans cette pratique, il faut l'avouer, que gît tout le labeur du statisticien.

Établir les séries, les moyennes, c'est façonner le champ, l'ensemencer ; c'est y consacrer ce long travail préparatoire dont la moisson sera le couronnement. Ainsi, pour ce seul chapitre, il nous a fallu :

Dépouiller et écrire à leurs places respectives 1720 nombres ;

Faire 172 grandes additions pour déterminer les vaccinations et les

II.— Interprétations erronées des documents militaires.

a. Examen de la taille.

L'accusation portée contre la vaccine à propos de la taille des jeunes hommes est si dénuée de fondement, que nous nous serions dispensé de la relever si elle n'était exclusivement du ressort de la statistique et si elle ne fournissait l'occasion de démontrer une fois de plus les heureuses tendances de notre patrie. Nous l'avouerons, une des satisfactions les plus vives que nous aient données les études statistiques a été de reconnaître avec certitude et en dehors de toute passion les progrès incessants des nations civilisées en général, mais en particulier, à la tête de ces nations qui gravitent (trop lentement) vers le progrès, notre France presque toujours au premier rang.

Les hommes qui, pour l'amour de leurs opinions théologiques ou politiques, veulent absolument nous voir dégénérés, prétendaient qu'en France la taille moyenne des jeunes hommes allait diminuant, puisque le législateur s'était vu forcé d'abaisser le taux d'admission aux cadres

naissances moyennes de chaque département pendant une période de dix ans :

Effectuer 86 divisions pour établir les rapports ;
Ordonner les 86 départements selon ces rapports ;
Faire encore 79 divisions pour trouver les survies ;
Puis six additions et six divisions pour établir les moyennes ;
Et enfin *vérifier* toutes ces opérations.

C'est seulement après cette pénible tâche accomplie, que la comparaison des séries, des moyennes, fait jaillir un résultat.

M. Carnot ne se met point en peine de tant de travail.

Il compare de suite un département qu'on *lui signale* à un autre !

Ce travailleur veut moissonner avant d'avoir labouré et sans avoir semé ! Doit-il récolter autre chose que les mauvaises herbes qu'il nous livre ? Pourtant il ne s'aperçoit pas de la qualité de sa récolte : il engrange sérieusement son chiendent, *triticum repens*, que plusieurs sur sa parole acceptent comme *triticum sativum !*

de l'armée. M. le docteur Bertin, dans une bonne thèse inaugurale (1856), vient de répondre à cette prétention en faisant remarquer que la taille d'admission est bien plutôt soumise aux variations politiques qu'à toutes les autres.

Au temps de Bonaparte, les avides besoins du recrutement l'avaient fait abaisser successivement de 1620 à 1540 millimètres. La restauration, ne demandant que 40 à 60 mille hommes, la remit à 1570. Le gouvernement de juillet, voulant avoir 80 mille hommes, la fit redescendre à 1560 en 1831 et 32, même à 1540 en 1830. Ces différences dans les besoins expliquent parfaitement les diffé·rences des tailles exigées : et il n'en fallait pas davantage pour détruire des allégations déclamatoires.

Mais nous avons été curieux d'interroger sérieusement la statistique, afin de savoir si elle ne pourrait pas corroborer ces preuves négatives par une affirmation. Les documents les plus anciens que nous ayons pu nous procurer sur cet objet ne remontent malheureusement qu'à 1816 (1). Depuis cette époque pourtant, la taille des conscrits a eu quelques mouvements intéressants, dont le dépouillement et les résultats n'ont été, que nous sachions, consignés nulle part.

Les premiers comptes rendus publiés sous les Bourbons nous donnent assez peu de détails sur ce point. Ils nous apprennent pourtant combien, sur 100 conscrits, il s'en trouvait ayant la taille propre au fantassin (1570 à 1651 millim.), c'est-à-dire la plus petite taille, et combien étaient au-dessus de 1651 millim.

Il fallait donc, afin de pouvoir rapprocher et comparer

(1) *Comptes rendus du recrutement*, publication du ministère de la guerre. On trouve la collection dans les bureaux de M. Legoyt, au ministère de l'agriculture.

les résultats, établir les mêmes coupures sur les contingents de notre époque ; c'est ce que nous avons fait en nous appuyant, pour avoir une valeur *moyenne dégagée des oscillations annuelles*, d'ailleurs fort légères, sur les dix dernières années (1843-52) (1). Nous avons résumé ce travail dans le tableau suivant :

ÉPOQUES.	COMBIEN, SUR 100 CONSCRITS REÇUS et dont la taille a été mesurée,	
	avaient la plus petite taille (1570 à 1651 mill.)	avaient la plus grande taille (au-dess. de 1651 m.)
1re ÉPOQUE. *Avant toute influence vaccinale.* 1816-20...................	53	47
Au début de l'influence vaccinale. 1821-25...................	52	48
2e ÉPOQUE. *Après l'influence vaccinale.* 1843-47................... 1848-52.	51 50,4	49 49,6

Ainsi au commencement de la restauration, sur 100 conscrits aptes à porter les armes, 47 seulement avaient plus de 1651 millim. et pouvaient entrer dans les corps

(1) Il faut observer que nous avons dû, pour la période actuelle, éliminer du contingent tous ceux dont la taille était inférieure à 1570, c'est-à-dire le groupe 1556-69, qui n'était pas admis à y figurer sous la restauration. Nous avons dû faire de même pour le petit groupe annuel formé par les tailles inconnues, Sur ces bases, chacun pourra vérifier notre travail.

spéciaux, tandis qu'aujourd'hui on en trouve tout près de 50 (49,6). On sera frappé aussi du progrès *régulier, continu,* que présente chaque époque étudiée.

Est-ce à dire que la vaccine soit la cause de cette élévation progressive de la taille? Nullement : le progrès et la paix suffisent pour expliquer ce résultat; et les documents ne nous fournissent pas assez de détails sur la première époque pour permettre à l'analyse statistique des recherches plus profondes.

Notre résultat d'ailleurs, suffit largement à la justification du progrès et *à fortiori* de la vaccine.

Comment donc qualifier ces déclamations qui, sans connaître les faits, sans les apprécier ni même les consulter, supposent, affirment, dénigrent dans la seule vue de.... soutenir un système préconçu; ou peut-être dans celle, moins légitime encore, de faire du bruit? Ah ! c'est que les phrases sont plus expéditives à faire et plus résonnantes à l'oreille du public auquel on s'adressait que les déductions statistiques.

b. Examen de la mortalité de l'armée.

Qui nous dira pourquoi la mortalité militaire (à l'intérieur) *est le double* de la mortalité civile aux mêmes âges?

C'est un fait notoire pourtant, et aujourd'hui hors de toute discussion. Les travaux de Benoiston, de Boudin, de M. le général Paixhans, de M. Desjobert; les aveux du *Moniteur* (1) ne peuvent laisser la moindre incertitude sur la mortalité de l'armée (malgré le *huis-clos* si regrettable des documents officiels). Elle s'élève environ à 2 POUR 100.

---

(1) Benoiston, *Ann. d'hyg.*, t. X, 2ᵉ partie.— Boudin, *Ann. d'hyg.*, *passim.* — Desjobert, *État sanitaire de l'armée*, broch. in-8, 1848. — *Moniteur*, 6 juillet 1847 et partic. 21 décembre 1848.

Il n'est pas moins certain que la mortalité civile au même âge est de 1 à 1,1 pour 100 (1).

Ainsi il est avéré que, chaque année, 80 000 jeunes hommes, choisis entre les meilleurs, endossent avec la capote du soldat une mortalité double. Restés civils, ils eussent fourni annuellement 800 décès; soldats, sans quitter le sol français, la part de la mort s'élève à 1 600; et s'ils sont 500 000 hommes, au lieu de 5 000 décès, le fatal tribut s'élève à 10 000. Voilà donc une ignorance étiologique qui coûte annuellement à la société 5 000 jeunes gens!

Espérons que la statistique des causes de décès, si elle est convenablement instituée, dénoncera les causes d'un si funeste tribut payé indûment à la mort (2).

M. Carnot, on le devine, n'a pas manqué d'expliquer par la vaccine cette foudroyante mortalité de nos troupes.

On a déjà vu, p. 117, qu'il avait d'abord appliqué à tous les Français (de 20 à 30 ans) la mortalité du soldat. Cette supposition était avantageuse à sa doctrine; en outre, elle évitait tous les longs calculs auxquels il a fallu nous livrer pour déterminer la mortalité civile de 20 à 25 ans, etc.

Mais laissons là cette énormité.

Dernièrement, M. Carnot a cherché à établir que la mortalité de l'armée s'était accrue depuis l'influence vaccinale.

Il a voulu remonter au xviii⁰ siècle : ce travail (3), qui vient de nous tomber entre les mains, nous paraît pécher

---

(1) En effet, cette valeur ressort en toute rigueur, non-seulement des tables de Demonferrand, mais aussi du tableau que nous avons donné, p. 94, dont il résulte que la mortalité de *l'ensemble de la population* mâle de 20 à 30 ans ne s'élève pas à plus de 1,2 pour 100; et du calcul de la note p. 101 et 102 qui prouve que, pour le *civil seul*, cette mortalité ne doit pas atteindre 1 pour 100.

(2) Voyez à ce sujet l'*Union médicale*, 4, 6, 8 novembre 1856, et 10 et 17 février 1857.

(3) *Journal des connaiss. médic. et pharm.*, 30 novembre 1856.

par la critique des documents, bien que nous n'ayons pu encore aller aux sources qu'il indique (toujours avec trop de parcimonie).

En effet, la mortalité des troupes est liée intimement avec la composition de ces troupes, leur solde, leur âge moyen, etc.

M. Carnot aurait dû nous faire connaître si les régiments du xviii° siècle dont il a pu se procurer quelques chiffres de mortalité, avaient passé les premiers âges de la virilité (20 à 25 ans), âges où la mortalité est très forte ; si ces corps étaient formés, comme il arrivait alors le plus souvent, d'hommes qui faisaient leur service par métier, par goût, et non de jeunes gens arrachés à leurs foyers par la loi et ne subissant leur sort qu'avec chagrin et par le fait d'une violence morale. On comprend que, les conditions d'âge et de vocation étant changées, la mortalité doit changer aussi et dans de fortes proportions. Ne voit-on pas, en effet, par notre tableau, p. 99, que 10 000 jeunes gens de 20 à 25 ans perdent annuellement 136 hommes, tandis qu'un même nombre, de 30 à 35, n'en perd que 97.

Il faudrait, en outre, savoir les conditions particulières de la vie qu'ils menaient ; connaître, par exemple, la solde, puisque Benoiston en a montré l'importance, puisqu'il a fait voir que, tandis que la mortalité du simple soldat était de 2 pour 100, celle du sergent et du caporal, qui semblent si près du soldat, n'était pourtant que de 1 pour 100, etc.

La mortalité de *quelques régiments* du xviii° siècle ne peut donc être logiquement comparée à celle des soldats de notre époque, si l'on n'a pas établi préalablement, par une analyse spéciale, peut-être assez difficile, la position identique ou différente des sujets comparés, et tenu compte, s'il y a lieu, des différences observées.

Quant à nous, nous sommes aussi impatient que
M. Carnot peut l'être de savoir la funeste origine du mal
qui pèse si lourdement sur nos militaires ; et nous accep-
terons avec empressement tout travail qui pourra jeter
quelque lumière sur un sujet qu'il est si urgent d'éclaircir,
puisque l'ignorance nous coûte annuellement de *quatre à
cinq* mille jeunes hommes.

Mais c'est parce que le sujet est sérieux qu'il faut que
les recherches le soient aussi. Celles que nous livre
M. Carnot pèchent évidemment par la critique : qu'il y
ajoute cet élément indispensable en toute discussion, il
aura peut-être fourni une page utile au sujet.

Il y a pourtant une conclusion grave dans ce travail de
M. Carnot, parce qu'elle dérive d'observations sur l'armée
actuelle. D'après lui, de 1819 à 1824 (1), la proportion
des décès aux malades était, au *Val-de-Grâce*, 1 sur 25,6,
elle serait, de 1838 à 1843, au *Gros-Caillou*, de 1 sur 14 :
se hâtant, selon sa coutume, de généraliser *cet exemple*, il
conclut à une grande aggravation de mortalité depuis
1819. Mais il oublie de nous dire l'origine de ses chiffres,
et pourquoi il ne donne pas la série entière depuis 1816
ou 1819 jusqu'à nos jours, au lieu de deux petites périodes
qui pourraient être exceptionnelles. Il ne nous dit pas non
plus pourquoi il compare le *Val-de-Grâce* au *Gros-Caillou*,
et pourquoi pas chaque hôpital à lui-même. Peut-être les
imperfections des documents statistiques sont-elles la cause

---

(1) M. Carnot part même de l'année 1816, mais ce point de départ
nous inspire quelque défiance. Quelle était cette armée de 1816-18 ?
quelques débris des vieilles troupes impériales qui, décimées par les
malheurs de 1814 et 15, ne conservèrent que leurs hommes les plus
robustes et éprouvés. Cette armée n'avait pas de conscrits, puisque ce
ne fut qu'en 1818 que l'on rétablit la conscription, et l'on sait que les
conscrits sont ceux qui contribuent dans la proportion la plus considérable à la forte mortalité, etc.

de ces irrégularités ; mais alors il faut le dire et les apprécier ; il faut faire savoir si les deux hôpitaux sont comparables, si quelque corps d'élite, comme la garde royale,
ou si quelques maladies spéciales, reçues exclusivement
dans l'un d'eux, ne seraient pas cause des différences re-
marquées, etc.; et il faut surtout citer ses auteurs, indiquer ses sources, enfin dire la *force* des nombres sur lesquels on a basé ses déductions.

Nous insistons sur ces négligences, non-seulement parce
qu'elles infirment le travail de M. Carnot, qui, remanié
et complété, pourrait devenir intéressant, mais aussi parce
que, bien que nous n'ayons pu vérifier directement cette
nouvelle production, nous avons de fortes raisons de la
croire entachée d'erreur.

Nous allons les soumettre au lecteur. En les exposant,
nous rentrons dans le sujet, puisqu'elles fourniront la
preuve que la vaccine n'a encore rien à faire ici.

Dans le travail cité, M. Carnot nous dit : « L'année 1819
» est l'année fatale : c'est à cette époque *que commence* la
» révolution sanitaire d'une manière tranchée ! Pourquoi
» cela ? Pourquoi les maladies des soldats nés depuis 1798
» sont-elles plus meurtrières ? Qu'on explique ce fait au-
» trement que par l'intervention de la vaccine, s'il est
» possible, je ne demande pas mieux ; mais, pour l'amour
» de Dieu, la vérité avant tout.

» MM. Miquel et Bousquet ont hautement accusé Brous-
» sais d'avoir produit cette révolution, qui a non-seule-
» ment survécu à sa doctrine, mais a grandi d'année en
» année, hors de l'enceinte du Val-de-Grâce, etc. »

Ainsi, selon M. Carnot, c'est en 1819 qu'a *commencé*
l'accroissement de la mortalité de l'armée, et cette aggravation a *grandi d'année en année*. Eh bien, cette conclusion
que M. Carnot tire, sans hésiter, de documents partiels et

peu connus, est formellement démentie par des documents généraux qui ont acquis l'importance de documents officiels : nous voulons parler du travail de Benoiston, rapproché des aveux du *Moniteur* de 1848.

Benoiston a commencé à étudier la mortalité de l'armée depuis 1820, c'est-à-dire presque au début de l'aggravation signalée par M. Carnot ; et comme son travail est fait sur toute l'infanterie, c'est-à-dire sur 125 à 130 000 hommes par an, il repose sur une base assurément plus large que celle de M. Carnot. Benoiston nous donne la mortalité annuelle de 1820 à 1826 inclusivement (1). Si donc, comme le croit M. Carnot, l'aggravation commencée en 1819 a grandi d'année en année, nous pouvons espérer saisir le début de cette fatale progression dans les six années étudiées par Benoiston ; et bien certainement, la mortalité de cette première époque sera fort inférieure à celle accusée par le général Paixhans en 1847, et par le *Moniteur* en 1848, puisque *la mortalité a grandi d'année en année à partir de 1819* jusqu'à nos jours.

Aucune de ces prévisions ne se vérifie dans le tableau suivant, dû à Benoiston :

Années.	Nombre des décès pour 1000 soldats.
1820	21
1821	15
1822	23
1824	19
1825	15
1826	20
Moyenne	19,4

Ainsi, en 1820, la mortalité a été de 21 sur mille ; en

(1) Non compris l'année 1823, retranchée par Benoiston à cause de la campagne d'Espagne.

1826, elle était de 20 sur mille. Entre ces deux époques les oscillations, qui ont pour limites 15 et 23, n'ont suivi aucune marche régulière. La mortalité moyenne de cette période a été de 19,4 ; et elle paraît telle encore aujourd'hui, puisqu'en 1847 M. Desjobert la fixe d'après le général Paixhans à 19, et le *Moniteur* de 1848, par une déclaration incidente, à 20 pour mille. On ne trouve donc pas la moindre trace de cette mortalité croissante, que dénoncent les sinistres accents de M. Carnot, et il serait superflu de rechercher l'*influence croissante de la vaccine* sur un résultat qui n'existe pas.

Comment M. Carnot ne s'est-il pas aperçu que ses assertions tombaient en contradiction formelle avec le travail si solide, si estimé de Benoiston ? Comment n'a-t-il pas cherché à expliquer cette opposition fâcheuse pour sa manière de voir ? M. Carnot procède toujours comme s'il était l'inventeur de la statistique et le seul statisticien possible. Il ne s'inquiète jamais si avant lui quelqu'un n'a pas fait ce qu'il entreprend ; si après lui un autre ne vérifiera pas l'exactitude, la solidité de ses résultats. Est-ce mépris ? est-ce ignorance ? est-ce négligence ? Quoi qu'il en soit, il ne pouvait trouver quelque crédit qu'auprès des personnes tout à fait étrangères à la science, à ses données sérieuses, à ses exigences légitimes.

III. — Interprétations erronées de l'influence cholérique.

Ce terrible fléau du CHOLÉRA a fait, en 1832, une grande et vive impression sur la population parisienne. C'est pourtant grâce à cette légitime terreur que nous avons eu deux ans après, mais pour la ville de Paris seulement, un rapport complet, circonstancié, fait par des savants illustres et spéciaux. Il n'en fut plus de même pour les

épidémies qui suivirent : le fléau avait déjà perdu son
prestige avec sa nouveauté. Quand l'ennemi était nouveau,
insolite, quand on pouvait espérer ne jamais revoir le
terrible visiteur, on a songé cependant à armer la science
contre lui ; et quand une cruelle expérience nous a appris
qu'il faut compter désormais sur des visites fréquentes,
quand des enquêtes successives, permettant la comparaison, faisant ressortir les différences et les similitudes,
pourraient mettre sur la voie des circonstances qui favo-
risent, de celles qui détournent le meurtrier fléau, l'admi-
ni tration se tait ! Ce mystérieux voyageur peut préparer
de nouvelles tournées ; la science désarmée ne lui arra-
chera pas son masque, car l'énergie s'use, ridiculement et
au profit des charlatans, à essayer remède sur remède.
Les académies elles-mêmes, sollicitées par des legs qui
témoignent plus de philanthropie que de lumière, n'ont
de brillantes récompenses que pour le guérisseur heureux
qui aura la chance de tirer de l'urne pharmaceutique une
drogue salutaire.

Ainsi les actions individuelle et sociale sont complices;
elles invoquent le hasard (la trouvaille d'un spécifique
est-elle autre chose?), au lieu de s'adresser d'abord, ou du
moins concurremment, à l'investigation scientifique; et
celle-ci est-elle possible sans l'enquête statistique exacte,
étendue, répétée comme les manifestations du fléau?

Espérons encore que les vœux du congrès international
de statistique ne seront pas sans quelque résultat contre un
tel état de choses ; que l'organisation de l'enquête perma-
nente des causes de décès, préparée en ce moment même
par l'administration, pourra à l'avenir (si elle est instituée sur de larges et solides bases), préserver la société
d'une si désastreuse négligence. Mais la leçon du passé
sera donc perdue? En vain tant de milliers d'hommes

auront été frappés ; en vain le choléra aura passé trois fois sur la France : nous n'en aurons retiré d'autre moyen d'instruction qu'*un* rapport pour *une* seule ville, et la triste conviction de la vanité des ressources pharmaceutiques contre l'influence épidémique (1).

S'il plaisait à l'administration pourtant, l'on pourrait encore obtenir quelques connaissances précieuses par une enquête récapitulative et comparée des trois épidémies dont la France a été le théâtre. Nous faisons des vœux pour que cette œuvre soit accomplie (2).

Mais en attendant, nous restons désarmés contre le choléra, d'une part, et de l'autre contre les vaccinophobes qui le prennent pour auxiliaire. Ces messieurs, ayant avancé que la vaccine aggravait les maladies gastro-intestinales, déclarent que le choléra *doit* en conséquence être plus grave chez les vaccinés, et ils en voient une

---

(1) Cette impuissance est tellement notoire, qu'elle paraît augmenter à chaque épidémie. Dans les hôpitaux on perdait 46 en 1832, sur 100 malades, 51 en 1849, et 52 en 1853-54. Même résultat pour les hospices (vieillards et incurables) : sur 100 cholériques, on perd 61 en 1832, 72 en 1849, 74 en 1853-54 ! (Blondel, *Rapport*, 1854, p. 48.)

(2) N'oublions pas de rendre justice et honneur à l'administration des hôpitaux de Paris, à son chef, M. Davenne, qui omet rarement de livrer ses documents à la publicité. Ainsi, dans cette occasion, sans s'inquiéter du silence officiel, cet administrateur éclairé a publié pour chaque épidémie les faits du choléra qui se sont passés dans l'étendue de son domaine ; et M. Blondel, auquel on doit ces précieux rapports, nous a même donné quelques renseignements généraux sur Paris, les seuls qui soient à notre connaissance pour 1849 et 53-54. M. Blondel nous paraît avoir déployé dans ces rapports de la maturité et de la sagacité, unies à une grande retenue dans l'appréciation des causes, ce qui fait honneur à son jugement Il a évité ainsi quelques assertions précipitées qui faisaient tache dans le beau rapport municipal de 1832 : telle est l'influence du dimanche sur le nombre des cholériques, qui reposait sur des différences trop faibles pour légitimer une conclusion, ainsi que l'ont montré M. Gavarret (*Principes génér. de statist.*, p. 209) et M. Blondel (*Rapp.*, 1853-54, p. 77).

14

preuve dans l'intensité croissante du choléra à chaque épidémie aux âges de 20 à 30 ans, aggravation signalée *pour les* MALADES *des hôpitaux*, dans le dernier rapport de M. Blondel, page 106 ; mais cette aggravation n'est démontrée *que pour ceux atteints par l'épidémie*, et rien ne prouve que la mortalité cholérique établie par le rapport des décès aux habitants de 20 à 30 ans ait augmenté ; rien qu'un travail doublement erroné dû à M. Carnot, et propre seulement à faire voir une fois de plus l'extraordinaire insuffisance de ce calculateur en fait de statistique.

Nous rejetons en note la critique de cette production (1).

(1) **M.** Carnot veut établir que les âges de 20 à 30 ans ont vu leur chance de mort par le choléra augmenter à chaque épidémie. Or, nous n'avons pas les mortuaires des cholériques de 1849 et 1853-54, mais nous trouvons dans les annuaires les mortuaires annuelles générales de la population parisienne. M. Carnot a pensé qu'en prenant la *différence* entre la mortuaire de l'année cholérique et une *mortuaire moyenne*, formée par les années qui précèdent et qui suivent l'année calamiteuse, il devra retrouver à peu près l'excédant dû à l'épidémie ou la mortuaire cholérique, soit la distribution des âges des décédés par choléra.

Il explique ainsi sa méthode :

« Si l'on compare les décès, distingués par âge, savoir :

» 1° Ceux de 1832 avec la *moyenne* des six années 1829, 30, 31, » 33, 34 et 35, exemptes du fléau ;

» 2° Ceux de 1849 et de 1854 avec la *moyenne* des six années 1846, » 47, 48, 50, 51 et 52 ;

» Leur *différence* indiquera évidemment, d'une manière très ap-» prochée, le nombre des décès *cholériques*. Ainsi a été calculé le » petit tableau suivant : (Annuaires) tableau des décès cholériques, » *au-dessus de l'âge de 15 ans*, pour la population *féminine* de Paris :

Âges des décédées.	1832.	1849.	1854.
» D, ou décès de 15 à 100 ans..	8,574	7,982	4,356
» d, ou décès de 15 à 45 ans...	3,045	3,377	2,652
» $\frac{d}{D}$, ou rapport..............	0,355	0,423	0,609

D'où il conclut que la *mortalité* des adultes par le choléra a été eu croissant, etc.

L'hypothèse de M. Carnot, un peu hasardée pour les deux pre-

D'autre part, dans les trois épidémies, la mortalité a toujours été en s'aggravant très rapidement avec l'âge ; ainsi déjà en 1832, tandis que la population de 16 à 30 ans ne fournissait que 11 décès cholériques sur mille vivants du même âge, on en comptait 64 sur mille au-dessus de 60 ans (*Rapport munic. de* 1832 *sur le choléra*, p. 67), âge qui, à cette époque, était certainement en dehors de l'influence vaccinale.

Tout le monde se souvient de la fureur avec laquelle

mières épidémies, n'est pas tenable pour celle de 1853-54, puisque, pour former une moyenne pouvant être rapportée à l'année épidémique, il faudrait prendre, pour conserver la vérité de la méthode, les mortuaires des années 1850, 51, 52, et 1855, 56, 57, et que ces trois dernières mortuaires étaient encore inconnues.

Il devait donc se défier beaucoup de ses résultats. Un moyen se présentait pourtant d'en vérifier l'exactitude. Il n'avait qu'à rechercher si la somme des mortuaires cholériques calculées par lui donnait à peu près la somme des victimes du choléra, somme qui nous est connue. Il aurait vu, par cette comparaison, que son hypothèse était tout à fait dénuée de vérité pour la dernière épidémie, ainsi qu'on peut s'en rendre compte par l'inspection du tableau suivant :

ANNÉES.	1832.	1849.	1854.
Somme des mortuaires cholériques obtenues par la méthode de M. Carnot.	18,916	19,797	12,966
Nombre réel des décès cholériques....	18,600	19,184	8,306

Ainsi on voit que l'hypothèse, admissible pour les deux premières épidémies, ne l'est plus pour la troisième, puisqu'elle augmente de plus de 50 pour 100 le nombre réel des victimes.

Ce n'est pas tout, car dans un travail M. Carnot se borne rarement à une seule erreur : ces dix lignes en renferment donc une seconde, qui consiste à *apprécier la mortalité des âges par la seule considération des décès*. Nous avons déjà fait voir, p. 65 et 66, qu'en général cette manière est inadmissible ; mais la lecture du livre IV convaincra qu'appliquée aux mortuaires parisiennes, elle est particulièrement vicieuse, puisque dans cette ville la population adulte s'accroît incessamment par immigration.

Ainsi, en peu de lignes, M. Carnot a su introduire *comme base* de son travail deux fautes capitales, une hypothèse erronée, une méthode vicieuse ! et pourtant il est des médecins qui, croyant en sa parole, le traitent d'habile statisticien !

le choléra sévit, en 1849, sur les vieilles femmes de la Salpêtrière âgées de plus de 70 ans, et par conséquent pures de l'influence jennérienne. Enfin, rappelons qu'*à Paris* la mortalité cholérique a été en décroissant à chaque épidémie.

M. Blondel nous apprend (*Ropp.* 1853-1854, p. 120) que :

> En 1832, il y eut 1 décès sur 45 habitants.
> En 1849, — 1 — 65 —
> En 1853-54 — 1 — 132 —

Et d'autre part, comme M. Carnot accorde que depuis 1832 le nombre des vaccinés a été en augmentant, attendu qu'il comprend une quantité de plus en plus grande d'adultes et de vieillards ; il en résulte que ces deux progressions sont en sens inverse, et que, pour conclure suivant la rhétorique vaccinophobe, il faudrait dire : *Le nombre des victimes cholériques diminue à mesure que celles de Jenner augmentent.*

Ces remarques, auxquelles nous pourrions ajouter encore, suffisent pour renverser les assertions des détracteurs de la vaccine ; mais elles sont insuffisantes pour établir les relations des âges avec la mortalité cholérique.

Les prétentions de M. Carnot à ce sujet sont détruites, mais devant l'absence de documents, il faut renoncer aux affirmations par lesquelles nous avons l'habitude de remplacer les ruines d'une dangereuse doctrine. Nous verrons, au livre suivant, que c'est malheureusement le résultat le plus ordinaire auquel on aboutit dans les recherches sur la ville de Paris.

LIVRE IV.

CHAPITRE VII.

INTERPRÉTATIONS ERRONÉES DES DOCUMENTS STATISTIQUES.

I. — Sources, imperfections et insuffisance des documents; difficultés du sujet.

Nous allons mettre le siége devant le *Sébastopol* des adversaires de la vaccine, centre de leurs *opérations*, à la défense duquel ils emploient les derniers efforts d'une logique aux abois et d'une conviction expirante. Pourquoi Paris, cette grande capitale du progrès et de la civilisation modernes, sert-elle de refuge et d'appui aux adversaires d'un de ces progrès? C'est, il faut oser le dire, parce que l'utilité, l'importance de la statistique, sont encore méconnues même dans cette métropole. Paris est l'objet d'efforts incessants, considérables, pour y favoriser tous les progrès; nulle part ailleurs l'action administrative et l'initiative individuelle ne sont plus décidément civilisatrices, ne sont plus favorables à l'accroissement de l'instruction et de l'hygiène, ces deux bases de tous progrès durables : mais cette grande cité, par un bien regrettable oubli, omet de se rendre compte de l'efficacité de tant d'efforts. De nombreux bureaux lui disent les dépenses, mais pas un, paraît-il, n'est institué pour mesurer les résultats obtenus. Cette grande ville ressemble à un puissant manufacturier qui, absorbé par ses dépenses, par

14.

sa fabrication, négligerait l'enregistrement de ses ren-
trées ; on pourrait être porté à présumer l'importance des
bénéfices par celle des achats, par la grandeur de l'usine,
par le mouvement qui l'agite nuit et jour, par le luxe
qu'elle permet, par la rapide circulation des hommes et des
choses ; mais quelqu'un met-il en doute cette prospérité,
il sera impossible de la démontrer, et il peut se faire
que l'apparence en couvre une ruine imminente. Aussi
tout le monde blâmerait-il une gestion si aveugle et si dangereuse.

Ainsi, quand une société a pour objet de faire fruc-
tifier un gros capital , personne ne met en doute
qu'une exacte tenue des livres ne doive être comptée
comme un des points les plus indispensables au succès.
Il paraît qu'on raisonne autrement quand l'objet de la
société est d'augmenter le bien-être de chacun de ses
membres, de les protéger efficacement contre la misère,
l'ignorance, la maladie, contre les souffrances de toute
nature et contre une mort prématurée. Alors on ne croit
plus utile de faire l'inventaire, de fixer l'état actuel, afin
de pouvoir le comparer au passé et à l'avenir, et d'apprécier par cette comparaison le résultat des opérations auxquelles on s'est livré dans l'année, de mesurer le bénéfice
ou la perte , d'être promptement averti de la bonne ou de
la mauvaise direction des efforts sociaux. On aime mieux
s'abandonner aux intuitions, c'est-à-dire aux passions du
jour, aux caprices des administrateurs ou des adminis-
trés; quitter la science, phare de l'avenir, pour l'inspiration et le hasard, feux follets qui ont tant de fois égaré le
passé.

Pendant quelque temps néanmoins, alors que l'illustre
Fourier dirigeait la statistique de la Seine, la *Ville* parut
prendre à cœur la publication périodique de ses docu-

ments. A-t-elle renoncé à ce grand projet, après avoir
fait paraître successivement cinq volumes? Cela n'est
guère possible; mais alors pourquoi ce long ajournement?
Pourquoi se taire depuis 1844, quand au contraire il faudrait perfectionner l'enquête; quand des recensements
périodiques par âges, les causes des décès, l'importance de
plus grands mouvements migratoires, etc., devraient être
ajoutés aux premières enquêtes? Pourquoi laisser accu-
muler tant de vides, que les efforts individuels, si louables
d'ailleurs, de zélés administrateurs tels que M. Husson,
M. Trébuchet, etc., que les publications des mortuaires abré-
gées par l'*Annuaire du Bureau des longitudes*, que les mouvements de population et le recensement par âges de 1851
publiés par la *Statistique de France* (*Pop.*, t. II), etc., ne
peuvent combler que très imparfaitement? Car, il faut
l'avouer, la tenue des livres de l'humanité, la statistique,
devient difficile et ardue quand il s'agit d'une si grande et
si mobile agglomération d'hommes profondément re-
mués par des migrations en sens contraire, variables en
intensité et en direction, d'une part suivant les âges, de
l'autre suivant les oscillations des saisons du travail et de la
politique. Ainsi, le nombre des naissances se trouve augmenté, et par l'attraction des hôpitaux et hospices spéciaux, et par la facilité d'y cacher un accouchement
compromettant; mais à peine les nouveau-nés sont
échappés du sein de leur mère, qu'on les emporte presque tous hors de la capitale. Un grand nombre succombent aux coups de la mort qui atteignent si facilement
les premiers âges, surtout dans les conditions défavorables d'une parturition dissimulée, d'une naissance irrégulière, d'une nourrice salariée, et d'un assez
long voyage qui les soustrait à l'œil maternel. Ceux
qui survivent ne reviennent qu'au bout d'une, deux ou

trois années, lorsque leur vitalité est presque assurée. A
un autre âge, les besoins de l'instruction déplacent encore
la jeunesse bourgeoise. A l'âge adulte, nouvelle attraction
d'un nombre considérable de jeunes hommes et de jeunes
femmes, appelés pour les grands travaux des cités, des
usines, pour les études professionnelles et pour les besoins
de la domesticité, et cela en tel nombre que, sur 15 jeunes
gens qui succombent en France, il en meurt 1 à Paris (1).
Grand nombre de ces jeunes gens quittent l'air vif des
campagnes pour venir s'entasser dans d'impures cham-
brées. Puis à l'âge d'établissement ou de maturité, il y a
reflux d'une portion de ces masses mobiles. La diversité
des saisons, entraînant celle des plaisirs, fait naître des
courants d'un autre ordre que les facilités offertes par les
chemins de fer rendent de plus en plus considérables. D'une
autre part, de nombreux êtres souffrants sont attirés vers les
grandes villes par les célébrités scientifiques et les ressources
de toute espèce qu'elles offrent. D'autres en sortent pour aller
chercher quelques oasis favorables à leurs maux, etc., etc.
Enfin, des dépôts de vieillards, d'indigents, d'incurables,
sont formés tantôt dans la ville, tantôt aux environs, et
une importante portion des décès est soustraite aux registres de Paris : les vieilles femmes sont dans la métropole et les vieillards à Bicêtre, ce qui détruit dans les
relevés l'équilibre des deux sexes et en rend la confrontation impossible. Ajoutons, pour faire comprendre combien cette mer humaine est profondément agitée, que, déjà
en 1836, la moitié seulement des individus qui meurent à
Paris sont natifs de cette ville, et que l'autre moitié a été
acquise à la capitale par l'immigration (2). Quand on s'est

(1) Demonferrand et *Union médicale*, 31 janvier 1856.
(2) *Recherches statistiques sur la ville de Paris*, t. V, préface, et
Union médicale, 31 janvier 1856.

bien pénétré de ces mouvements incessants qui jusqu'ici échappent à la statistique imparfaitement organisée ; quand on a reconnu la violence et la profondeur des courants contraires qui remuent, déplacent, modifient les grosses populations urbaines, on comprend la difficulté que présente la statistique humaine de ces grandes cités : non que ces difficultés soient insurmontables, mais elles ne pourraient être vaincues que par la *concentration* dans un seul bureau de tous les documents administratifs épars dans tous, et par un personnel assez nombreux pour sérier tous ces faits, un chef assez habile pour former et coordonner ces séries, etc.

Mais en attendant l'accomplissement de ces *desiderata*, comment peut-on espérer tirer des conclusions bien solides avec les seules connaissances que nous possédons?

Comment croit-on pouvoir apprécier la mortalité d'après les seuls relevés des naissances et des décès d'une ville qui est si mobile, que *la moitié de la population échappe à ses registres*, soit pour l'enregistrement de la naissance, soit pour celui du décès ?

Non-seulement pourtant M. Carnot se flatte d'y apprécier la mortalité à chaque âge, et soutient qu'elle y augmente d'une quantité considérable aux âges de fécondité ; mais encore, dans cet océan humain où se croisent des influences si multipliées, il prétend isoler l'effet d'une seule influence.

Nous pensons au contraire que, devant la pauvreté des documents, la détermination de la mortalité de la ville de Paris, et à plus forte raison la recherche des mouvements de cette mortalité, est chose fort hasardeuse ; qu'un statisticien prudent devrait s'en abstenir, ou ne présenter ses inductions que sous forme dubitative. Mais, si l'on voulait absolument hasarder quelques affirmations, que l'on trouvât la mortalité stationnaire, augmentée ou diminuée, ces conséquences, supposées vraies, ne devraient certainement être regardées que comme résultant de cent causes combinées, dont la plupart échappent à l'investigation, comme elles ont échappé aux enquêtes encore imparfaites de la statistique des grandes villes.

Voilà ce que nous disions en 1855. Mais ces fins de nonrecevoir, qui nous paraissent encore pleines de force, n'ont pas arrêté un instant les adversaires de la vaccine, entraînés soit par l'aveuglement de la conviction, soit par la nécessité de se défendre dans un dernier refuge. Nonseulement ils ont continué à exploiter l'imparfaite statistique de la ville de Paris, mais encore ils ont tellement dénaturé les matériaux en les torturant par des procédés erronés, en entassant fautes sur fautes, que là, où les documents indiquent une mortalité à peu près stationnaire aux trois grandes périodes de la vie, l'enfance, la virilité, la vieillesse, ils ont annoncé successivement une mortalité augmentée de 1/6, puis de 3/5, puis une mortalité doublée aux âges adultes; et ils ont répété cette énormité avec l'ardeur et la ténacité qui les caractérisent, ne corrigeant les méprises que nous leur signalions que pour en commettre de plus lourdes.

Nous nous sommes donc décidé à traiter ce sujet scabreux et ingrat, afin de mettre en évidence les grosses et nombreuses erreurs de ces pseudo-statisticiens. Nous avons été entraîné aussi par la curiosité de reconnaître ce qu'on peut tirer des documents incomplets dont peut disposer le public.

II. — Vue générale des travaux de M. Carnot sur la ville de Paris. Division du sujet.

Ce sujet a été maintes fois rebattu par M. Carnot. Si nous voulions passer en revue chacune de ses productions, relever une à une chacune de ses infractions à la science des grands nombres, nous nous traînerions dans des longueurs interminables, dans de fastidieuses répétitions.

Nous l'avons dit, les documents parisiens sont incomplets, il est presque impossible d'en tirer quelque chose d'applicable au sujet sans être obligé, pour combler les lacunes, d'invoquer l'hypothèse ; mais dans un débat passionné comme l'est celui-ci, comment chaque parti militant saurait-il remplacer le chiffre qui manque par un chiffre supposé ? Cela est-il possible ? Lorsque l'on pourra avec vraisemblance écrire par exemple ou 10 , ou 11, ou 15, quel motif déterminera le choix ? Le besoin de la cause.

La méthode exigerait qu'on examinât l'influence, l'importance de chacun des nombres admissibles, ce que devient le point discuté si l'on admet 10, ce qu'il devient si l'on admet 15, et en tout cas qu'on avertît le lecteur des chiffres hypothétiques admis, etc. Ce n'est point ainsi, on le comprend, que procèdent des adversaires excités par l'ardeur de la lutte et gravement compromis dans des assertions malheureuses : ils cherchent la victoire, et non la justice ou la vérité. Quoi qu'il en soit, nous avons analysé avec soin la série de notes et d'articles écourtés, assez souvent en désaccord, produits par M. Carnot (1) sur la ville de Paris ; un examen attentif nous permet de les ranger

(1) Ses élèves en statistique se contentent de répéter les leçons du maître ; ils ne s'émancipent que sur le terrain des théories humorales, où nous n'avons garde de les suivre.

sous trois catégories, ou comme relevant de trois méthodes distinctes.

Tous ces essais ont pour objet d'apprécier, chez le sexe féminin, la mortalité propre à chaque âge, et pour but de prouver que cette mortalité, dans Paris, s'est beaucoup accrue pour les âges de fécondité ; que, depuis 35 à 40 ans, elle a doublé environ, particulièrement entre 15 et 45 ans. Pour y arriver plus sûrement, M. Carnot met à profit une remarque due à M. Legoyt : « Un fait spécial à » la ville de Paris, c'est que le sexe masculin y fournit » moins de décès que le sexe féminin ; » et comme d'autre part les dénombrements, au moins depuis 1836, y accusent plus d'hommes que de femmes, il en résulte qu'à Paris la *mortalité* générale des femmes est très notablement supérieure à celle des hommes. Ce fait constaté exigeait, dans la recherche sincère d'une influence qui agit et pèse sur les deux sexes, que l'on fît porter l'examen sur chacun d'eux : elle devait surtout faire rejeter l'étude isolée du sexe féminin. Pourquoi donc M. Carnot a-t-il concentré ses études exclusivement sur les femmes? Pour rendre, dit-il, son travail indépendant des guerres et autres maux accidentels. Ne serait-ce pas aussi peut-être parce qu'il s'est aperçu que les conditions défavorables de la population ouvrière des *grandes villes* pèsent plus lourdement sur la femme que sur l'homme? Dans tous les cas, que cette inégalité ait ou non échappé à sa sagacité, elle existe et elle rend indispensable, dans des recherches aussi graves, l'examen de la mortalité des deux sexes, puisque la cause invoquée agit sur tous deux.

Cependant, comme ce premier acte de partialité ne suffisait point à M. Carnot pour arriver au résultat désiré, il a eu l'idée d'apprécier la mortalité de 15 à 45 ans, en comparant le nombre des décédés entre ces deux âges au nombre total des décès (1). Il nous a même adressé « comme » un *spécimen*, disait-il, de sa *manière* d'opérer » un travail (2) exclusivement fondé sur cette *manière* un peu naïve pour un homme qui se pose en grand mathématicien. Nous avons fait voir, page 65, pourquoi, en principe, la comparaison de deux mortuaires ne peut suffire pour apprécier la mortalité. Mais si l'on ne peut se soustraire à cette règle générale sans danger d'erreur, on y tombe à coup sûr quand on s'en affranchit pour les grandes villes, et particulièrement pour Paris. En effet, nous ferons voir (p. 191 et 194) que, d'après les deux seuls recensements par âges que nous ayons pour cette capitale, l'un en 1817, l'autre en 1851, les *adultes* (3) se sont augmentés dans une proportion beaucoup plus considérable que les autres âges (4). Si le nombre relatif des adultes s'est accru, rien de plus naturel que le nombre *relatif* des décédés adultes se soit accru aussi, et rien de plus absurde en conséquence que de vouloir déterminer la mortalité

(1) *Journal des conn. médic.*, 1855, n° 30.
(2) *Union médicale*, 1855, n° 146.
(3) Les *adultes* (15 à 50 ans), disais-je, et non les *juvéniles* (15 à 25 ans), comme me le fait dire un disciple de M. Carnot, M. le docteur Ancelon, dans un petit article où, par une rédaction plus adroite que sincère, il me fait dire tout autre chose que ce que j'ai dit, en appliquant par exemple à la ville de Paris ce que je n'ai avancé que pour la France en général, et réciproquement, etc. (*Journal des conn. méd.*, 10 février 1857.) C'est une méthode si commode que de faire parler un auteur tout autrement qu'il ne l'a fait, même, je devrais dire *surtout*, en le citant, pour se préparer un triomphe facile en renversant victorieusement les opinions dont on l'a chargé.

M. Bayard (de Cirey) nous a donné dernièrement un spécimen de cette habile tactique (*Gaz. des hôp.*, n° 23, 1857). Nous signalons ces loyales critiques à la justice du public, et le prions de se tenir en garde contre les opinions qu'on nous attribue, contre les citations tronquées, faussées dans leurs applications, etc.

(4) Voy. aussi *Gaz. hebd*, n° 16, 1836, p. 221.

par cette seule considération. Aussi M. Carnot a-t-il assez promptement abandonné ce procédé d'apprenti. Nous n'insisterons donc point, et nous passerons à l'examen des deux autres méthodes employées depuis par ce calculateur.

La seconde consiste à établir la mortalité de Paris, en appliquant la méthode dite de Halley (1) (malgré Halley) aux mortuaires d'une métropole si agitée par les mouvements extérieurs. Le lecteur sait avec quelles réserves, quelles précautions et quelles corrections nous avons nous-même appliqué cette méthode aux mortuaires françaises.

La troisième méthode consiste à invoquer les deux recensements par âges de la ville de Paris, comparativement aux mortuaires, en altérant toutefois ce que cette méthode présentait de bon par l'adjonction d'hypothèses inadmissibles, par l'abandon des moyennes, par le choix d'époques altérées sous l'action d'événements insolites, etc.

Il faut examiner en détail la manière de M. Carnot dans l'emploi de chacune de ces deux méthodes; il faut montrer combien d'erreurs, de barbarismes scientifiques, ont été entassés pour arriver à cette aggravation de la mortalité parisienne. C'est un travail critique, qui aura surtout pour objet de poser des bâtisses devant les écueils qu'offre la statistique, et d'empêcher, s'il est possible, que d'autres après les vaccinophobes viennent y trébucher. En effet, que la mortalité ait augmenté ou diminué à Paris, au point où nous en sommes du livre, qu'importe à la vaccine? Si en Suède le cow-pox et le progrès de la vitalité à chaque âge ont pu marcher de pair; si en France la vaccine a répandu son influence sur l'enfance des deux sexes, sans que la

(1) Voyez en quoi consiste cette méthode, p. 70-73.

mortalité des femmes adultes éprouve de notables modifications; si, de nos jours, la mortalité de nos soldats, presque tous vaccinés, n'est pas plus grande qu'en 1820-26, où un petit nombre seulement devaient avoir subi l'influence du cow-pox, qu'importe à la découverte jennérienne, encore qu'il viendrait à être prouvé qu'à Paris la mortalité s'est accrue à quelques âges. Il importerait beaucoup à l'humanité, beaucoup à l'hygiène publique, point à la vaccine; cependant, comme rien de sérieux n'a été produit, comme beaucoup d'absurdités ont été avancées, avec une jactance qui pourrait imposer au public, avec une prétention mathématique peut-être moins singulière encore que les aberrations sur lesquelles on la fonde (ce qui n'empêche pas beaucoup de médecins, adversaires de M. Carnot plus par sentiment que par raison, de le croire sur parole et de le traiter d'habile mathématicien, de savant statisticien, nous croyons qu'il est de l'intérêt de la science de faire voir sur quoi reposent ces grandes prétentions qui ont fait peur à bien des gens.

III. — Méthode de Halley, revue et augmentée par M. Carnot, et appliquée à la ville de Paris.

La plupart des notices de M. Carnot sont fondées sur cette méthode qui consiste, comme on l'a vu page 71, à dresser une table de survie d'après une mortuaire, par soustractions successives. Ce n'est pas que M. Carnot n'indique quelque part sa méthode; on a même assez de peine à la reconnaître au milieu des considérations arithmétiques, géométriques, algébriques et grammaticales dont il l'entoure. Aussi croyons-nous que le mieux est de lui laisser la parole afin qu'il explique lui même sa manière. Nous allons reproduire et analyser le travail le plus complet qu'il ait fait à ce sujet, et qui, d'après lui-même, résume tous les autres (1). Il débute par le préambule suivant :

MORTALITÉ RELATIVE. — DANGER DE MORT.

« La différence essentielle de ces deux expressions est généralement inconnue des médecins, et il résulte des erreurs graves de cette confusion.

» Pour fixer les idées, supposons qu'on demande quelle était, au xviiie siècle, entre vingt et trente ans, la mortalité relative, et quel était le danger de mort.

» Admettons que, de 100 individus de vingt ans, 90 survivaient à trente. La moralité relative *annuelle* était de 1 pour 100.

» Admettons, en outre, avec Deparcieux, qu'entre ces deux âges la *courbe de vie* était une ligne droite, ou, en d'autres termes, que les décès suivaient la progression arithmétique : 1, 2, 3..., jusqu'à 10, en dix ans. Dès lors, la population correspondante était évidemment représentée par un *trapèze* dont la base supérieure était 100, l'inférieure 90 et la hauteur 10. La surface était donc de 950 ; c'est-à-dire que, sur 950 habitants de vingt à trente ans, il en mourait annuellement 10. Le danger de mort était de 1 pour 95.

» Donc : 1° *Le danger de mort est toujours plus grand que la mortalité relative.*

» Je dis *toujours*, car si, au lieu d'être une ligne du premier ordre, la *courbe de vie* était d'un degré supérieur, la population serait moindre.

» Admettons, maintenant, que de nos jours la *courbe de vie* soit encore une ligne droite à cet âge, mais que la mortalité relative soit de 2 pour 100.

» Le *trapèze*, dont l'aire représente la population, aura alors une base supérieure toujours égale à 100, une base inférieure égale à 80, et la population sera 900 habitants, dont 20 mourront, en moyenne annuelle. Le danger de mort sera de 1 pour 45.

» Ainsi, la mortalité relative augmentant dans le rapport de 1 à 2, le danger de mort s'accroît dans le rapport de 9 à 19, *au moins.*

(1) *Gazette hebd.*, nᵒˢ 5, 9, 10, 16 ; 1856.

» Je dis *au moins* pour prévenir le cas où la *courbe de vie* ne serait plus aujourd'hui une ligne droite, comme au temps de Deparcieux.

» Donc : 2° *L'accroissement de la mortalité relative indique*, AVEC CERTITUDE, *un accroissement* PLUS GRAND *dans le danger de mort.*

» Cela posé et bien compris :

» Pour connaître la mortalité relative à une époque, *il suffit* d'un relevé mortuaire contemporain ; tandis que, pour connaître le danger de mort, il faut, en outre, un dénombrement par âges ou une hypothèse sur la nature de la *courbe de vie.*

» J'ai toute confiance dans les relevés mortuaires ; j'en ai peu dans les dénombrements par âges, et point du tout dans les hypothèses. Les géomètres n'acceptent pas de fausse monnaie !

» C'est pourquoi je me suis borné jusqu'à présent, dans mes divers mémoires, à comparer, avant et après la vaccine, la mortalité relative, *bien certain* de ne présenter ainsi au public que des résultats *inférieurs* à la vérité. »

Nous ne pouvons accepter de ces prémisses de M. H. Carnot ni l'arithmétique ni le langage. En effet, il nous dit : « Si, sur 100 individus de 20 ans, 90 survivent à 30 ans, » la mortalité relative *annuelle* est de 1 p. 100. »

La mortalité *relative !* Relative à quoi ? Cette expression exigerait un régime exprimé ou suppléé par une explication préalable, que nous ne trouvons pas dans la note de M. Carnot ; ou plutôt l'expression *mortalité relative* est une redondance : c'est comme si l'on disait rapport relatif. Pour tous les auteurs, pour le dictionnaire de l'Académie comme pour les statisticiens, la mortalité est le « rapport moyen des décès à la population (1). »

Voilà pour le langage ; voyons maintenant l'arithmétique.

Notre contradicteur suppose que 100 vivants se rédui-

(1) Guillard, *Démographie,* p. 296.

15.

sent à 90 en dix ans, soit en *moyenne annuelle* UN décès par an. Mais UN décès pour quelle population? Est-ce pour 100 vivants? Non, c'est là un *maximum* qui n'existe que la première année. Est-ce sur 90? Pas davantage, puisque c'est le minimum de la population. Il est clair que, puisque UN est le nombre *moyen annuel* des décès, *on ne peut le comparer* qu'à la population MOYENNE *annuelle*, c'est-à-dire à 95 $\left(\text{car } \dfrac{100 + 90}{2} = 95 \right)$, sans qu'il soit bien nécessaire d'un trapèze pour expliquer et comprendre cela. Les mêmes réflexions s'appliquent textuellement au second exemple de M. Carnot. *Sa* mortalité *relative* de 2 pour 100, soumise aux lois de l'arithmétique, devient une mortalité de 2 sur 90, puisque 90 est la population *moyenne* de la période décennale qu'il considère, et par conséquent la seule qu'il puisse comparer aux décès moyens annuels. Ainsi la mortalité « relative annuelle » moyenne, ou en simple français la mortalité, sera de UN sur 95 dans le premier cas, et de UN sur 45 dans le second, absolument comme le danger de mort, de sorte que nous maintenons que la différence de ces deux expressions (mortalité et danger de mort), inconnue aux médecins, dit M. Carnot, l'est aussi aux statisticiens. Si nous nous trompons, nous le prions de nous citer ses auteurs comme nous lui avons cité les nôtres.

Mais enfin qu'entend donc M. Carnot par sa mortalité *relative*, laquelle n'est pas relative à la population moyenne?

Nous croyons être rigoureusement fidèle à sa pensée en définissant cette *mortalité relative*, le résultat de la comparaison du *nombre moyen* des décès (UN décès) avec le *nombre* NON *moyen* des vivants (mais avec leur maximum 100)!

Ce n'est pas notre faute si cette définition est un barbarisme arithmétique.

« Les géomètres n'acceptent pas de fausse monnaie ! » nous dit M. Carnot. Fort bien ; c'est pourquoi nous voudrions l'empêcher d'en fabriquer, et de nous la passer : ce qu'il fait savamment en encadrant de trapèze et de *courbes qui sont des lignes droites* une erreur arithmétique.

Enfin M. H. Carnot nous dit :

« Pour connaître la mortalité relative à une époque, *il* » *suffit* d'un relevé mortuaire contemporain ; tandis que » pour connaître le danger de mort il faut, en outre, un » dénombrement par âge ou une hypothèse sur la courbe » de vie. »

Comment ! Vous dites que, pour apprécier *votre* mortalité *relative*, vous n'avez besoin que de la mortuaire, et dans l'exemple que vous nous avez donné plus haut vous l'avez déduite, non d'une mortuaire, mais d'une table de survie !

Quoi ! auriez-vous encore la prétention d'apprécier la mortalité (relative ou non relative) en ne considérant que le nombre des décédés, sans les comparer au nombre des vivants *qui les ont fournis* ? Mais non, puisque vous avez supposé que 100 âgés de vingt ans étaient réduits en dix ans à 90 âgés de 30 ans ; ce n'est pas là un relevé mortuaire, j'imagine, mais bien une table de survie.

Y a-t-il donc là une erreur de votre rédaction ou de notre entendement ? Non, car vous réitérez plus bas que vous avez toute confiance dans les relevés mortuaires, et aucune dans les résultats des calculs et hypothèses destinés à remplacer les tables de dénombrements par âges (tables de survie et de population). Et pourtant c'est sur une table de survie construite au moyen d'hypothèses sur la courbe de vie (hypothèses que vous répudiez !) que vous vous êtes appuyé pour calculer vos mortalités relatives de 1 p. 100, de 2 pour 100! Croyez-vous donc vous être affranchi de l'hypothèse, parce que, au lieu de calculer la survie pour chaque année, vous faites un saut de dix ans? Si l'hypothèse qu'il vous faut bon gré mal gré accepter pour déterminer S_{20} et S_{30} vous inspire assez de confiance pour fixer ces deux valeurs, ces deux points de la courbe de vie, pourquoi donc la dédaigner pour la valeur intermédiaire? En quoi S_{25} serait-il moins vrai que S_{30}? Hé! quand on a une table de survie qui inspire confiance, on ne s'amuse pas à des considérations aussi peu arithmétiques que celle de *votre* mortalité prétendue relative; on calcule tout de suite la vraie mortalité, le danger de mort. Mais vous ne croyez pas aux recherches destinées à remplacer le dénombrement par âges, recherches dénommées par vous *hypothèse sur la courbe de vie*, et qui, dans la langue vulgaire, s'appellent tables de survie, tables de population calculées.

Nous nous répétons, et notre rédaction tourne dans la *courbe* de vos contradictions sans trouver une issue.

Nous ne nous élevons pas pourtant contre le doute *cartésien* que vous avez à l'endroit des tables, résultats du calcul, et qui ont la prétention de donner la distribution des vivants à chaque âge. Nous en *prenons acte*, au contraire : il sera curieux de voir comment vous apprécierez la mortalité aux différents âges avec les *seules* mortuaires; comment vous la calculerez *pour la ville de Paris* avec les *seules* mortuaires, SANS HYPOTHÈSE NI DÉNOMBREMENT !

Concentrons les conclusions de M. Carnot, afin d'en faire mieux sentir toute l'originalité.

1° Un relevé mortuaire *suffit* pour apprécier la *mortalité relative* (ainsi nommée apparemment parce qu'elle n'est pas relative aux vivants).

2° La *mortalité relative* s'apprécie par la comparaison du *nombre* MOYEN des décès avec le *nombre* NON MOYEN des vivants *donné* par une *table de survie*. (Dans ce cas, la mortalité est dite *relative*, à cause de la relation hardie ci-dessus indiquée.)

3° Les *tables de survie* et de population n'ont aucune valeur, *car* ce sont elles qui *déterminent cette courbe de vie*, résultat hypothétique des calculateurs ; et les dénombrements par âges ne valent pas beaucoup mieux.

Sur ces prémisses, trouver à différentes périodes la mortalité de la ville de Paris !!!

Quel est l'OEdipe qui résoudra ce problème? Quel est le don Quichotte qui entreprendra cet exploit?

Pour nous, nous conclurons :

1° Que la mortalité (qui est toujours relative) et le danger de mort sont deux points de vue d'une *seule et même chose ;*

2° Qu'il n'y a qu'une méthode d'apprécier la mortalité ou danger de mort aux diverses périodes de la vie : c'est de comparer le nombre des décédés de chaque âge au nombre des vivants qui les fournissent. Si l'un des deux termes de ce rapport est inconnu, la mortalité est inconnue ; s'il est imparfaitement ou hypothétiquement connu, le danger de mort est imparfaitement ou hypothétiquement connu, etc. ;

3° Que la *mortalité relative*, création malheureuse de M. Carnot, est le résultat d'une faute d'arithmétique exprimée par une faute de langage.

Après avoir posé les *principes* de sa méthode, il va nous la faire mieux connaître par les conséquences qu'il en tire :

Mortalité comparée de dix en dix ans dans la ville de Paris depuis le 1ᵉʳ janvier 1813 jusqu'au 1ᵉʳ janvier 1853.

(Lettre de M. Carnot à la *Gaz. hebd.*)

Fiat lux.

« Pour rendre cette comparaison indépendante des guerres, des révolutions, des morts violentes ou accidentelles, faire ainsi mieux ressortir la progression ascendante de la mortalité normale, je me bornerai à la population féminine, parce qu'elle ne reçoit qu'un contre-coup très affaibli des orages et des commotions politiques.

•» I. Cela posé, voici la répartition commune par âge des décès féminins réduite proportionnellement à un même total (*Annuaire*) :

AGE.	1813-1814.	1823-1824.	1833-1834.	1843-1844.	1853-1854.
0 à 15 ans. . . .	3,317	3,694	3,719	3,618	3,538
15 à 45 ans. . . .	2,228	2,466	2,643	2,948	3,174
45 à 105 ans. . . .	4,455	3,840	3,638	3,434	3,288
Total commun.	10,000	10,000	10,000	10,000	10,000

» Il y a lieu d'établir, d'après ces bases expérimentales, les cinq tables de survivance qui, relativement à cet âge, correspondent aux cinq époques mises en parallèle. Voici ces tables ramenées à un total commun de 1000 survivantes de 15 ans.

SURVIVANTS.	1813-1814.	1823-1824.	1833-1834.	1843-1844.	1853-1854.
A l'âge de 15 ans. . .	1000	1000	1000	1000	1000
A l'âge de 45 ans. . .	667	609	579	538	509
Décès de 15 à 45 ans. .	333	391	421	462	491
Décès, moyenne annuelle	11,1	13,0	14,0	15,4	16,4

» La *mortalité relative* se mesure par le rapport des décès moyens annuels aux survivants de 15 ans. Donc elle a augmenté progressivement dans le cours de ces quarante années, savoir :

En 20 ans, de 1813 à 1833, de 25 pour 100
En 40 ans, de 1813 à 1853, de 48 pour 100

» II. Le danger de mort se mesure par le rapport des décès à la population correspondante, c'est à-dire dans le cas présent, par le rapport des décès entre 15 et 45 ans à la population comprise entre ces deux âges, qui est évidemment *moindre* que trente fois le nombre des vivants de 15 ans, *et d'autant* moindre que la mortalité est plus grande entre les limites des âges extrêmes. Il suit de là que le danger de mort est toujours *plus grand* que la mortalité relative, et d'*autant* plus grand que celle-ci est elle-même plus grande entre les âges comparés.

» Pour déterminer approximativement le danger de mort sans recourir à des dénombrements par âge, souvent imparfaits, et avec *l'absolue certitude* d'obtenir toujours un minimum, il est un moyen très simple : c'est d'admettre dans le cas présent que la courbe de vie, au lieu d'être plus ou moins concave entre 15 et 45 ans, se réduit à une ligne droite ; alors les populations, aux cinq époques comparées, seront égales aux aires de cinq trapèzes ayant pour hauteur commune 30, pour base supérieure commune 1,000, enfin, pour base inférieure les chiffres des survivants de 45 ans.

» L'opération faite d'après ces données présente les résultats suivants :

ÉLÉMENTS DU CALCUL.	1813-1814.	1823-1824.	1833-1834.	1843 1844.	1853-1854.
Décès annuel, de 15 à 45 ans.	333	391	421	462	491
Population de 15 à 45 ans (*maxima*). . . .	25,005	24,135	23,535	23,070	22,655
Danger de mort (*minimum*)	0,013	0,016	0,018	0,020	0,022

» Le danger de mort, ainsi calculé, présente un *minimum croissant*, parce que plus la mortalité augmente, plus en fait la courbe de vie s'écarte de la ligne droite et devient concave ; la population *calculée* est donc de plus en plus supérieure à la *réelle!...*

» Donc, en définitive, il est *absolument certain* que le danger de mort entre 15 et 45 ans a augmenté progressivement dans le cours de ces quarante années, savoir :

En 20 ans, de 1813 à 1833, 38 pour 100 au moins !
En 40 ans, de 1813 à 1853, 69 pour 100 au moins ! »

C'est effrayant ! heureusement ce lugubre tableau n'a besoin que d'un rayon de logique pour en dissiper les horreurs.

Comme début d'une série d'inconséquences, nous voyons M. Carnot *essayer* de nous donner des nombres de décès moyens, puisqu'il prend pour chaque époque des périodes

de plusieurs années. L'intention est bonne, mais l'exécution n'est pas heureuse. Il espère obtenir un nombre
moyen en considérant deux années seulement : tout le
monde lui dira qu'une période de deux ans est insuffisante
pour neutraliser les perturbations accidentelles si fréquentes
dans une capitale, et que souvent il doit obtenir des
moyennes *non moyennes*. C'est ce qui lui arrive pour la période (1853-1854) destinée à couronner son œuvre : il choisit
deux années de choléra, dont une de cherté...... Mais laissons ces misères; nous n'avons pas le labeur, Dieu merci,
de séparer ici l'ivraie du bon grain : tout est ivraie; mais
il y a variété dans cette méchante espèce, et notre embarras est seulement de sérier nos matériaux de la manière la moins pénible pour le lecteur.

Passons donc légèrement et arrivons tout de suite aux
tables de survie. Ce sont les bases de l'édifice.

« Il y a lieu, dit notre contradicteur, d'établir, D'APRÈS
CES BASES EXPÉRIMENTALES, les cinq tables de survivance
qui, relativement à cet âge, correspondent aux cinq époques mises en parallèle. Voici ces tables. »

Voilà traiter les plus sérieuses difficultés avec une mer-
veilleuse désinvolture, ou plutôt voilà se jeter dans le
fossé en voulant le sauter à pieds joints.

Comment, M. Carnot, vous si sceptique à l'endroit des
hypothèses sur la *courbe de vie*, vous déterminez si facilement deux points de cette courbe ! Si les valeurs S_{15} et S_{45}
vous paraissent solides, pourquoi les valeurs intermédiaires
ne le seraient-elles pas ? Est-ce que $D_{0..15}$ et $D_{15..45}$ sont
plus sûrs que $D_{15..20}$, $D_{20..25}$, etc. ?, Non sans doute : si
donc vous pouvez avoir la série des survivants S_{15}, S_{20},
S_{25}, etc., à quoi bon tout cet étalage sur des mortalités
dites relatives et sur des dangers de mort minima ? Mais
si S_{20}, S_{25} ne méritent pas votre confiance, comment

S_{13} et S_{43} la méritent-ils? Nous cherchons en vain le motif de votre partialité.

Quoi qu'il en soit, vous construisez d'un tour de main cinq tables de survie pour la ville de Paris, — cinq tables qui vous donnent *certitude absolue*, par un *moyen très simple*; mais vous vous gardez bien de nous dire votre secret!

Est-ce la méthode de Halley que vous employez? Mais ce savant nous a dit et expliqué, dès 1693 (*Trans. philos.*, p. 596), qu'il estimait que sa méthode n'était pas applicable « aux grandes villes, telles que Londres, Dublin, etc., à cause des grandes et variables successions d'étrangers, etc.; » et il choisit avec soin, pour son travail, une ville (Breslau) qu'il estime être le siége de très peu de déplacement.

Est-ce la méthode de Demonferrand ou celle de M. Guillard (1)? Mais elles supposent également que des mouvements d'émigration et d'immigration ne troublent pas les populations?

Est-ce la méthode *nouvelle* de M. Quételet (2)? Ce serait certainement la meilleure pour la ville de Paris; mais cette méthode exigerait cinq bons recensements par âges correspondant à nos cinq périodes, et nous n'en avons que deux fort médiocres et à peine comparables.

Quelle méthode avez-vous donc adoptée?

Vous n'auriez pas, sans doute, *supposé* l'égalité des naissances et des décès, et admis un calme et une régularité absolue dans les mouvements des vivants; *supposé* une population immobile et isolée de toutes parts et nullement troublée par les mouvements d'émigration et d'immigration, et attribué à la ville de Paris, au milieu du xix° siècle,

(1) *Annuaire de statist.*, 1854.
(2) *Bulletin de la commission centrale de statist. belge*, t. V.

les qualités que Halley découvrait à peine au milieu du
XVII⁰ siècle dans la ville de Breslau? De toutes les méthodes ci-dessus indiquées ce serait la plus mauvaise ;
car de toutes les hypothèses qu'elle nécessite, aucune n'est
réalisée.

Et pourtant c'est la méthode qu'a préférée M. Carnot!

Elle lui a fourni des tables de survie qui, *une fois accep-
tées*, démontreraient une augmentation considérable de
mortalité : il n'y a donc pas à reculer, c'est la méthode
statistico-mathématique elle-même qu'il faut discuter. Aussi
bien il est utile que les médecins se familiarisent avec ces
tables qui indiquent les évolutions de la vie et de la mort
pour l'espèce humaine prise en masse. La physiologie,
telle qu'on la connaît dans les facultés, ne traite que de
l'individu ; mais l'être collectif leur échappe, et pourtant
son histoire est écrite dans ces tables ;

Dans les tables mortuaires, qui indiquent le nombre
des décédés à chaque âge ;

Dans les tables de population, qui indiquent le nombre des vivants de chaque âge dont la nation se compose ;

Dans les tables de survie, qui supposent qu'un nombre
déterminé de nouveau-nés sont soumis, de la naissance à
la mort, à une seule loi de mortalité, et qu'on note à chaque
période d'âge le nombre des survivants ;

De sorte qu'il y a cette différence, entre la table de survie
et la table de population, que la table de survie indiquerait
le nombre des survivants à chaque âge, si toute une génération était soumise depuis sa naissance jusqu'à sa mort, à
une même loi de mortalité (à la loi actuelle, par exemple) ;
tandis que la table de population donne, *en dehors de toute
hypothèse*, le nombre des vivants de chaque âge. Il en
résulte que, *si le nombre des naissances et la mortalité de*

chaque âge étaient invariables pendant un siècle, l'hypothèse coïncidant avec le fait, *la table de population se confondrait avec la table de survie* (1).

Les premières tables de cette survie furent dressées, dès la fin du xviie siècle, par des mathématiciens purs, pour servir aux utiles combinaisons financières que réclament les tontines et l'assurance mutuelle. Ces tables n'ont pas tardé à exciter la curiosité des savants et l'intérêt des naturalistes. Nos illustres pères de la fin du xviiie siècle, dont un grand cœur animait toujours l'intelligence, s'en sont occupés avec ardeur. On voit à leurs travaux que les plus vertueux et les plus savants d'entre eux en avaient compris l'importance : Montyon, Messance, Voltaire, Dupré de Saint-Maur, Lavoisier, Lagrange, Condorcet, Duséjour, Duvillard, Laplace, etc.

Buffon ne croit pas pouvoir faire l'histoire de la physiologie humaine, sans essayer de donner la loi de mortalité qui régit l'espèce.

Cette forte branche de l'histoire humaine est entièrement négligée de nos jours. On en cherche en vain une trace

---

(1) Avec une différence pourtant : car chaque terme d'une table de population exprime le nombre des vivants existant *au même instant entre* un âge et le suivant ; $P_{4,5}$ est le nombre de tous ceux qui ont depuis 4 ans jusqu'à 5 ; tandis que S_4 exprime le nombre de ceux qui, nés dans le courant d'une même année, auront l'avantage d'achever *successivement* leur 4e année, ou encore qui arriveront à avoir 4 ans révolus : S_5 sera le nombre de ceux qui arriveront à avoir 5 ans révolus ; il résulte de là que même dans l'hypothèse que nous faisons $P_{4,5}$ sera compris entre S_4 et S_5, et qu'on aura à peu près $P_{4,5} = \dfrac{S_4 + S_5}{2}$

et en général $P_{n\ldots m} = \dfrac{(S_n + S_m)\, n - m}{2}$, si toutefois $n - m$ est assez petit pour qu'on puisse sans grande erreur assimiler dans cet intervalle la courbe de vie à une droite. (Voy. encore p. 70 et suivante.)

dans les traités classiques de physiologie, où l'on traite longuement de l'individu et où l'on oublie l'être collectif.

Nous avons fourni, dès les premières pages de notre introduction, un exemple de l'intérêt que peut fournir l'étude de ces tables.

Nous essayerons un jour de montrer plus longuement la riche moisson que les sciences qui traitent de l'homme, de l'hygiène et de la prophylaxie en particulier, peuvent espérer de l'étude des diverses tables de mortalité ou de vitalité. Aujourd'hui nous avons un travail en apparence plus aride : c'est de montrer le mauvais usage qu'on en peut faire; c'est de prouver que l'étourderie confiante a cela de funeste, qu'elle ne tire pas profit des biens qu'elle a, mais encore qu'elle se blesse en les touchant : tel ce moine allemand, triste inventeur de la poudre, qui se tue en maniant le salpêtre ; tels M. Carnot et ses écoliers, en touchant aux tables mortuaires.

C'est ce qui apparaîtra, j'espère, avec la plus grande netteté, aux yeux du lecteur, s'il veut bien nous suivre encore dans ce travail.

Les différentes tables démographiques sont ordinairement distribuées par période d'âge de 1 année, ou au plus de 5 années pour les âges adultes ; mais comme la cause en question (l'influence vaccinale) n'exige que la considération de trois périodes d'âge, nous adopterons pour toutes nos tables les trois périodes fixées par nos adversaires : de la naissance à 15 ans, de 15 à 45 ans, de 45 ans et au-dessus. Comme il s'agit ici de la valeur des raisonnements, et non de celle des chiffres, nous prendrons de très petits nombres, et nous négligerons les fractions. Enfin, pour serrer notre langage et nos arguments, nous représenterons, suivant l'usage :

Par P   la population de tout âge.
Par $P_{0...15}$ la population de la naissance à 15 ans.
Par $P_{15...45}$ la population de 15 à 45 ans.
Par $P_{45...\infty}$ la population de 45 ans et au-dessus.

(On sait qu'en mathématique ∞ est la notation de l'infini.)

Nous représentons :
Par N les naissances annuelles (mort-nés compris).
Par D les décès annuels..... »
Par $D_{0...15}$, $D_{15...45}$, $D_{45...\infty}$, les décès de trois périodes d'âge.
Par S_{15}, S_{45}, le nombre de ceux qui arrivent à 15 ans, à 45 ans révolus.

Cela posé, nous croyons devoir donner à notre démonstration deux formes différentes : la première ne cherchera que dans le raisonnement ; elle tentera de faire saisir *quelques-unes* des causes des erreurs de M. Carnot et de ceux qui, sur des sables mouvants, construisent des tables de survie d'après sa méthode ; mais nous ne pousserons pas jusqu'au bout cette analyse, qui fatiguerait sans nécessité l'attention du lecteur.

L'autre démonstration, que j'appellerai mathématique, parce que je lui donnerai la forme, mais la forme seulement, de certains théorèmes géométriques, ne laissera, j'espère, rien à désirer pour la précision et la netteté de la conclusion.

a. *Démonstration rationnelle des erreurs de M. H. Carnot dans la construction de ses tables de survie.*

Concevons un peuple qui serait immobile dans sa population et dans sa mortalité, c'est-à-dire chez lequel la moyenne des naissances égalerait la moyenne des décès, et les décès seraient (année moyenne) distribués en même mesure sur les mêmes âges (ce qu'on exprime en disant que le *coefficient* de mortalité est invariable à chaque âge) ; qui ne serait le siége d'aucune émigration ni immigration notable. Alors ayant simplement une mortuaire exacte, comme :

$$
\begin{array}{ll}
D_{0\ldots15} & 33 \\
D_{15\ldots45} & 23 \\
D_{15\ldots\infty} & 44 \\
\hline
D & 100
\end{array}
$$

Ces 100 D correspondront à 100 N, qui, en vertu de l'uniformité admise, s'épuiseront selon la mortuaire ci-dessus. On aura donc, par simples soustractions successives, la table de survie suivante :

$$
\begin{array}{ll}
N & 100 \\
S_{15} & 67 \\
S_{45} & 44
\end{array}
$$

Mais si nous introduisons la moindre modification dans les hypothèses que nous avons posées, nos opérations cessent d'être légitimes.

En effet, supposons 1° que les naissances surpassent les décès : si 100 D correspondent, comme à Paris, à 112 naissances (1), et que j'ôte 33 $D_{0\ldots15}$ de 100 N, je fais une première opération fautive.

Car ces 33 décès, de 0 à 15 ans, ne sont pas dus à 100 naissances, mais à 112 ; par conséquent 100 N annuelles n'eussent donné lieu qu'à 30 $D_{0\ldots15}$ environ. Donc, en fixant les survivants de 15 ans à 100 — 33 = 67, comme le fait M. Carnot, on diminue arbitrairement le nombre des survivants, on augmente la mortalité ; et cette première erreur continue à peser successivement, quoiqu'en s'atténuant, sur les âges ultérieurs.

2° Si l'ordre de mortalité change, si par les progrès du bien-être, de l'hygiène, de la prophylaxie, etc., la mortalité de l'enfance a diminué, il en résulte que les 23 décès

(1) **Période 1836-44.**

actuels de 15 à 45 ans sont issus d'un groupe de vivants dont l'enfance a été décimée par une mortalité plus rapide qui a, en conséquence, *atténué le nombre actuel des adultes ;* il en résulte que ce nombre affaibli d'adultes donne aujourd'hui un chiffre de $D_{15..45}$, trop faible comparativement à celui que donneraient les 67 survivants de 15 ans soumis aux chances actuelles de mortalité; en conséquence la mortalité des adultes sera faussement diminuée, et l'expression 67 — 23 donnera un nombre 44 trop grand pour les survivants à 45 ans.

Ainsi, par une première opération, on a augmenté arbitrairement la mortalité de l'enfance, par une seconde on diminue non moins arbitrairement celle des adultes; et notez que c'est surtout pour *ses premières* tables de survie que M. Carnot a dû obtenir ces résultats, puisque c'est surtout de 1800 à 1815 que la mortalité de l'enfance a notablement diminué. C'est ce qui explique pourquoi il trouve, selon son désir, une faible mortalité pour les adultes de *cette première période.*

Nous pourrions, en continuant ces considérations un peu abstraites qu'il serait facile de multiplier, passer en revue toutes les erreurs dans lesquelles s'est enferré le chef de la doctrine; mais nous sommes trop riche pour tout donner.

Contentons-nous de dire, pour terminer ce sujet, qu'il arrive à M. Carnot ce qui arriverait à un statisticien......, non, à un médecin qui, de nos jours, pour apprécier les âges auxquels sévit la variole, procéderait à l'examen des décédés, et qui trouvant

Sur 100 $D_{0..25}$ ...... 6 }
   100 $D_{25..50}$ ...... 14 } cadavres portant des cicatrices
   100 $_{50..\infty}$ ...... 42 } de variole,

conclurait que les chances d'être variolé augmentent avec l'âge, etc. Cette conclusion serait pourtant légitime, si, pendant un siècle, la variole n'avait éprouvé aucune modification dans ses manifestations; mais elle devient absurde, depuis qu'un préservatif, progressivement appliqué depuis un demi-siècle, a garanti de plus en plus les jeunes générations, sans avoir agi sur celles âgées de plus de 50 ans.

Des remarques qui précèdent découle ce principe général :

Quand les coefficients de mortalité à chaque âge changent, les différents groupes de décès par âges d'une mortuaire ne peuvent être considérés comme formant une même série dont les termes se succèdent naturellement, ou comme le résultat des décès successifs d'un même nombre de vivants que l'on suivrait de la naissance à la tombe.

Chaque groupe relève de la mortalité propre aux différentes périodes d'âge qu'il a parcourues.

Ainsi l'hypothèse d'une population immobile, celle de $N = D$, pour servir à la construction des tables de survie et de population est défectueuse, surtout quand on ne la rectifie pas par quelques-uns des autres documents démographiques, ainsi que nous l'avons fait p. 77 et ailleurs.

Mais si cette méthode, dite de Halley, est justement suspectée; que sera-ce si on l'applique à une ville comme Paris,

Dont la population a doublé depuis un demi-siècle;

D'où les trois quarts de la jeune population émigrent par l'envoi en nourrice;

Qui, de 20 à 30 ans, reçoit du dehors *autant* de vivants qu'elle a de natifs parvenus à cet âge (*Un. méd.*, 31 janvier 1856);

Qui, en 1851, n'ayant que 133,000 âgés de 5 à 15 ans, en renferme presque le double (255,000) de 20 à 30 ?

M. Carnot suppose, dans la construction de ses tables, que ce sont uniquement ses natifs survivant à 15 ans qui fournissent les décès que l'on compte à Paris entre 15 et 45 ! Il suppose que les étrangers ne meurent pas dans cette ville ! Il a même écrit une lettre fort curieuse pour prouver cela (*Un. méd.*, 31 janv. 1856); et pourtant, l'état civil, d'accord avec le recensement, dit que, sur 100 décès relevés à Paris, il y a 50 étrangers à cette capitale (*Rech. stat. sur Paris*, t. V).

Mais la raison ne suffit pas pour convaincre un mathématicien comme M. Carnot : si on lui dit que deux et deux font quatre sans formule algébrique, il affecte le plus grave dédain et prend acte de votre ignorance. Empruntons donc aux mathématiciens le langage et la rigueur de la forme ; mais, n'en déplaise à notre adversaire, nous resterons dans le domaine de l'arithmétique la plus élémentaire afin d'être compris de tout le monde, et pourtant nous démontrerons, en toute rigueur, la mauvaise construction de ses prétendues tables de survie.

b. *Démonstration mathématique des erreurs de M. H. Carnot dans la construction des tables de survie.*

Acceptons la première mortuaire qu'il nous donne comme appartenant à la période 1813-14 ; faisons seulement abstraction des derniers chiffres, et désignons-la par [A].

Mortuaire relative (A).

Années 1813 et 1814.

$$D_{0...15} \dots\dots\dots\dots\dots\dots 33$$
$$D_{15...45} \dots\dots\dots\dots\dots\dots 22$$
$$D_{45...\infty} \dots\dots\dots\dots\dots\dots 45$$

Pour\dots\dots 100 D de tout âge.

Discutons (1) cette mortuaire, c'est-à-dire faisons varier successivement la mortalité des enfants et des vieillards, laissant *invariable* celle des âgés de 15 à 45 ans, en ayant le plus grand soin de n'introduire aucune supposition qui puisse altérer cette mortalité des virils.

Admettons, par une première hypothèse : ou, que par suite des progrès de l'hygiène, de la prophylaxie, de la médecine, la mortalité de l'enfance se soit atténuée; ou, que le nombre relatif des enfants ait diminué ; dans les deux cas il en résultera un moindre nombre *relatif* de décès aux premiers âges. Il n'y a rien dans cette supposition qui nécessite un changement dans la mortalité des autres âges, que nous supposerons stationnaire.

Je dis qu'en vertu de nos hypothèses :

1° Le nombre *absolu* et le nombre *relatif* des décès de 0 à 15 ans *diminueront;*

2° Le nombre *absolu* des décès aux autres âges restera *fixe*, mais les nombres *relatifs augmenteront.*

En effet, si le nombre des décès de 0 à 15 ans a diminué; si, par exemple, il est descendu de 3 à 28 p. 100, la mortuaire deviendra :

$$
\left. \begin{array}{l}
D_{0..15} \dots \dots \dots \dots 28 \dots \dots \\
D_{15..45} \dots \dots \dots \dots 22 \\
D_{15..\infty} \dots \dots \dots \dots 45
\end{array} \right\} + 5 \left\} 100 \right.
$$

Soit, en distribuant ces cinq décès entre les deux derniers âges proportionnellement à leur chiffre :

Mortuaire (B).

$D_{0..15}$ 28

$D_{15..45}$ 24

$D_{15..\infty}$ 48

―――

100

―――

(1) On appelle *discuter* un problème, faire croître ou décroître ses différentes données en étudiant les résultats qu'entraînent ces variations.

toujours pour 100 décès. Il est clair pourtant que, par le fait de notre hypothèse, le nombre *absolu* des décès a diminué; mais comme dans ces tables relatives « on réduit tous les nombres à une même unité » (Quetelet) pour les rendre comparables, il en résulte que, *lorsqu'un terme décroît, les autres croissent nécessairement*, sans que cela indique le moins du monde que les *valeurs absolues* des décès de ces âges (dont les nombres relatifs ont grossi) aient réellement augmenté.

Cela bien compris, portons la discussion sur la mortuaire [B], et supposons que, par une cause quelconque, le nombre relatif des décédés âgés de 45 ans et au-dessus ait diminué de plus du quart (1).

Si nous comptons les décès après cette profonde modification, nous ne trouverons plus, sur 100 cadavres, 48$D_{45..\infty}$, mais, par exemple, seulement 33$D_{45..\infty}$. Remarquons encore qu'il n'y a rien dans notre seconde hypothèse qui puisse modifier la mortalité des autres âges : les vieillards meurent un peu moins, un grand nombre surtout ont émigré à la campagne, etc. Et pourtant, comme nous ne trouvons plus que 33$D_{45..\infty}$ sur 100, il faudra que les décès des deux autres âges, *dans la table relative*, soient augmentés des 15 D manquant, puisque la somme des décès de tout âge doit être un nombre constant. La mortuaire [B] deviendra donc :

$$\begin{array}{l} D_{0..15} \dots \dots \dots \quad 28 \\ D_{15..45} \dots \dots \dots \quad 24 \\ D_{45..\infty} \dots \dots \dots \quad 38 \dots \end{array} \left. \begin{array}{l} \\ +15 \\ \\ \end{array} \right\} 100$$

(1) Et dans l'espèce, c'est ce qui est arrivé dans la capitale pour cette simple raison, que le nombre *relatif* des habitants de Paris au-dessus de 50 ans a diminué lui-même de plus d'un quart depuis 1817 : en effet, le recensement de cette époque compte sur 100 habitants 20,5 âgés de plus de 50 ans, et celui de 1851 n'en compte que 14,3.

Soit environ, en distribuant les 15 décès proportionnellement aux chiffres des deux premiers âges :

Mortuaire [C].

$$D_{0..15} \dots \dots \dots \dots \quad 36$$
$$D_{15..45} \dots \dots \dots \dots \quad 31$$
$$D_{45..\infty} \dots \dots \dots \dots \quad 33$$
$$\overline{100}$$

Ainsi, par le fait de nos deux hypothèses successives, la mortuaire [A] est devenue la mortuaire [C] :

	[A]	[C]
$D_{0..15}$	33	36
$D_{15..45}$	22	31
$D_{45..\infty}$	45	33
	100	100

Ainsi *il est constant* que la mortuaire [A] peut devenir la mortuaire [C], *sans que cette métamorphose implique l'augmentation de la mortalité des âges virils*, ni même des deux autres âges.

Souvenons-nous maintenant que la mortuaire [A] est *la première* des cinq tables que nous octroie M. Carnot, et remarquons que la mortuaire [C] est, à peu de chose près, *la dernière* de la série, celle qui se rapporte à la *période* 1853 *et* 1854. D'où il résulte que les mortuaires de M. Carnot *n'impliquent* nullement, en passant de l'une à l'autre, une augmentation de mortalité à aucun âge.

Suivons cependant sa méthode jusqu'au bout ; construisons, d'après *ses principes* et sa manière, sur les deux mortuaires [A] et [C], deux tables de survie. Nous aurons d'abord :

Survie

de la mortuaire (A)		de la mortuaire (C)	
N	100		100
V_{15}	67		64
V_{45}	45		33

Puis, si nous supposons partout, ainsi qu'il fait, 100 survivants à 15 ans, au lieu de 67 et de 64, nous aurons :

Survie de la mortuaire [A]		Survie de la mortuaire (B)	
V_{15}...............	100	....	100
V_{45}...............	67	....	52
Perte en 30 ans...	33	....	48
Perte annuelle....	1,1	....	1,6

D'où IL SUIT QUE, tandis que les deux mortuaires dont on part *n'impliquent en aucune façon, en passant de l'une à l'autre, une augmentation de mortalité des virils, les deux tables de survie qui en sont déduites par la méthode de M. Carnot* AFFIRMENT *cette augmentation*, ce qui est absurde. Donc *la méthode* en question *est fallacieuse*, ainsi que les conclusions auxquelles elle mène.

c. *Examen des réponses et objections faites à notre critique.*

Il paraît qu'il ne suffit pas, pour les partisans de la nouvelle doctrine, de prouver que les principes sur lesquels se fondent leurs calculs sont erronés ; qu'en terme général, la méthode qu'ils emploient doit être proscrite des recherches statistiques qui ont pour sujet des populations mobiles ; il faut encore, pour forcer leur entendement, leur faire voir que, dans l'espèce, nos reproches s'appliquent en toute rigueur à leurs productions, sans quoi ils prétendent que nous ne les avons combattus que par des hypothèses. Nous n'avons fait pourtant que suivre les hypothèses de leur maître ; et nous ne l'aurions pas blâmé de les avoir posées, s'il n'en eût déduit que les conséquences rationnelles ou applicables au sujet. Il a toujours été permis, en statistique comme en toute autre branche des mathémati-

17

ques appliquées, de poser des hypothèses et de les discuter, à ces seules conditions d'être logique dans les déductions abstraites, et, quand on passe à l'application, de
vérifier d'abord si l'hypothèse est conforme ou contraire
au fait.

Quand nous disons que, SI les nombres des vivants de
chaque âge ne sont pas dans un rapport constant ; que
S'ILS changent d'une époque à une autre, la méthode de
M. Carnot pour dresser les tables de survie est fallacieuse,
et quand nous l'avons prouvé, il ne reste plus qu'à vérifier
SI l'hypothèse de ce changement se réalise pour la ville de
Paris. C'est ce que nous allons faire.

En 1817, pour avoir 100 habitants de Paris compris
entre 15 à 50 ans, il faut en prendre 169 de tout âge, il
n'en faut plus guère que 151 en 1851 : les rapports d'âges
de la population ont donc changé. Si on pousse un peu
plus loin l'analyse, ou aura le petit tableau suivant :

*Rapports de la population parisienne de 15 à 50 ans aux enfants
et aux vieillards.*

D'après le recensement de 1817.	D'après le recensement de 1851.
$P_{0..15}$ 34	 29,9
$P_{15..50}$ 100	 100
$P_{50..\infty}$ 35	 22,6

Il résulte clairement de ces rapports que les nombres
relatifs des enfants et surtout des vieillards se sont beaucoup atténués entre les deux périodes, et telle est la *lettre
même de nos hypothèses*, qui se trouvent ainsi réalisées pour
la population parisienne.

Il en est autrement des hypothèses de M. Carnot. La
méthode qu'il emploie pour construire sa table de survie
Suppose qu'à Paris il n'y a pas d'émigration importante,
et *cela n'est pas;*

Suppose qu'à Paris il n'y a pas d'immigration notable, et *cela n'est pas*, il s'en faut de beaucoup;

Suppose que les naissances égalent les décès, et *cela n'est pas;*

Suppose une mortalité immuable à chaque âge, et *cela n'est pas;*

Suppose, en conséquence, que la population n'augmente point, et *cela n'est pas.*

Non-seulement aucune de ces conditions n'existe, mais nulle part peut-être en Europe les *conditions contraires* ne sont plus développées. Il faut encore dire que M. Carnot *suppose* une population *décroissante* de 15 à 30 ans, et que c'est une population *croissante* qui existe; qu'il suppose une courbe de population *concave* ou une droite, et que c'est une courbe *convexe* qui se vérifie. Mais ceci a besoin de quelques détails.

L'hypothèse la plus chère à M. Carnot, celle sur laquelle il appuie sa géométrie, son algèbre, son arithmétique, la seule hypothèse qu'il avoue hautement, tant elle lui semble solide, c'est qu'à Paris les nombres de la population de chaque âge *vont progressivement en s'atténuant*, des premiers âges aux derniers, et particulièrement de 20 à 30 ans, ou de 15 à 45 ans. Nous disons que cette hypothèse sert de base :

1° A sa géométrie. En effet, nous le voyons, pour calculer le danger de mort de la population PARISIENNE comprise entre 15 et 45 ans, représenter cette population en grandeur par un trapèze dont *la grande base représente* en longueur *le nombre des vivants âgés de 15 ou de 20 ans, la petite ceux âgés de 45 ans*, la hauteur représente la période comprise entre les deux âges; enfin, les deux côtés non parallèles sont formés, en réalité, selon M. Carnot, par des courbes *concaves en dehors*, qu'il veut bien, pour rendre le calcul abordable, remplacer par des droites, tout en observant qu'ainsi il augmente la surface, soit la population, et par suite diminue la mortalité contrairement à l'intérêt de sa cause.

Il *suppose donc*, par sa géométrie, que la population parisienne *va*, comme son trapèze, *en diminuant de* 20 *ans* (de la grande base) *à* 45 *ans* (à la petite base).

2° Cette même hypothèse lui sert à établir ses équations algébriques. En effet, M. Carnot, répondant à nos critiques exposées dans les n°˙ 5 et 9, 1856 (*Gaz. hebd.*), pose ainsi sa première équation, son équation fondamentale (*Gaz. hebd.*, n° 10, 1856) : « Soit à 40 ans d'intervalle, en 1813 » et 1853, relativement à un même nombre de vivants V » de 20 à 21 ans. D et D' les décès au-dessus de l'âge de » 20 1/2, *d* et *d'* les décès de 20 1/2 à 30 1/2, *x* et *x'* les » dangers de mort entre les deux âges. Comme de 20 à » 37 ans le nombre DÉCROÎT, suivant Deparcieux, EN PRO- » GRESSION ARITHMÉTIQUE, on aura *toujours* évidemment :

$$ x' = \frac{d'x}{d}\left(\frac{2\,V - d}{2\,V - d'}\right). \text{ »} $$

Cette équation et celles qu'il en déduit, absolument acceptables (non sans quelques éclaircissements et restrictions) appliquées à une population qui n'est le siége d'*aucun* mouvement migratoire et où D et D', *d* et *d'* donnés par les mortuaires sont bien issus de V, *supposent absolument que la population décroisse de* 20 *à* 30 *ans;* car elle est tirée de la somme des termes de deux progressions arithmétiques.

3° Son arithmétique s'appuie sur la même hypothèse, puisqu'il prétend représenter la population de Paris par des tables de survie, obtenues par voie de soustractions successives, c'est-à dire par des tables dont les nombres *des vivants s'atténuent successivement du premier âge au der-*

nier. Enfin, il se fonde sur cette même hypothèse quand il avance avec tant d'assurance (p. 178) que « la popula-» tion comprise entre 15 et 45 est *évidemment* moindre » que trente fois le nombre des vivants de 15 ans, d'où il » suit que le danger de mort est *toujours plus grand* que » la mortalité relative. »

Il est clair en effet que, dans ce cas, le danger de mort trouvé ne pourra être dit *minimum* que si le nombre des vivants va réellement en s'atténuant d'année en année.

Il est donc avéré que M. le mathématicien H. Carnot fonde la géométrie, l'algèbre et l'arithmétique qu'il fait au sujet de la ville de Paris, sur cette supposition, qu'A PARIS le nombre des habitants de 15 à 30 ou même à 45 ans va régulièrement *en décroissant*.

Éprouvons la solidité d'une hypothèse *si féconde*. Représentons la population de Paris par deux tables : l'une théorique obtenue par la méthode $N = D$ sur la mortuaire que donne M. Legoyt pour la période 1845-53 (*Statist. de Fr.*, *Popul.*, t. II, p. XXXIV); l'autre, tirée du dénombrement par âges de 1851; et citons-les en confrontation.

Tables de population pour la ville de Paris.

Table théorique d'après le procédé de M. Carnot.			Table de fait résultant du recensement de 1851.		
$P_{0..10}$	242719		 137667		
$P_{10..20}$	211050		 159108		
$P_{20..30}$	178177	$\begin{cases} P_{20..25}\ 94451 \\ P_{25..30}\ 83728 \end{cases}$	 255007	$\begin{cases} P_{20..25}\ 123394 \\ P_{25..30}\ 131613 \end{cases}$	
$P_{30..40}$	141818		 202329		
$P_{40..50}$	111947		 143084		
$P_{50..60}$	81508		 90864		
$P_{60..70}$	53052		 43731		
$P_{70..80}$	24952		 18012		
$P_{80..\infty}$	8039		 3457		
	1053262		1053262		

17.

Ainsi, tandis que la table *théorique décroît* continûment du premier âge au dernier, suivant l'hypothèse chère à M. Carnot (comme on le trouverait d'ailleurs dans une population sans mélange extérieur et dont les rangs sont à chaque âge incessamment éclaircis par la mort), la table réelle au contraire, la table *de fait*, présente une anomalie spéciale aux grandes villes qui attirent une puissante immigration. Les vides que fait la mort sont comblés et au delà par les arrivages, de sorte que la population va toujours *croissant* jusqu'à 30 ans, et à cet âge et aux suivants les nombres de fait *dépassent de plus d'un tiers* ceux que *suppose la table théorique.*

Devant ce résultat authentique, on voit ce que deviennent et les calculs et les équations de M. Carnot, qui *supposent* la population régulièrement *décroissante.* Quant à son trapèze, bien loin que les deux lignes non parallèles soient des *courbes concaves* en dehors ou des droites, ainsi qu'il le *suppose,* elles deviennent des courbes *très convexes.* Aussi notre mathématicien, partant d'une hypothèse diamétralement opposée au fait, arrive-t-il à chaque instant à des conclusions contraires au vrai et qu'il faudrait retourner pour leur rendre quelque vérité : quand dans un calcul il croit augmenter la population, il la diminue ; et s'il se flatte de diminuer la mortalité, il l'augmente, etc. (1).

(1) On peut s'en convaincre facilement, par exemple, sur les deux tables de P que nous avons posées ; de 20 à 50 ans, la table théorique, satisfaisant à l'hypothèse de M. Carnot, suppose 432,000 habitants, et la table de fait en donne 600,000, etc. M. Carnot ne peut prétendre que, si ses tables de vivants n'ont pas la même forme que l'ensemble de la population, c'est parce qu'il n'examine qu'une fraction de cette population. En effet, les mortuaires dont il se sert sont des parties aliquotes des mortuaires totales ; par conséquent, les tables de populations qui en dérivent doivent être des parties aliquotes de la table de population totale, et le multiple d'une population décroissante ne peut donner qu'une progression décroissante, etc.

Ainsi s'écroulent au jour de la réalité les courbes et les droites, les trapèzes, les formules, les mortalités relatives et minima, les progressions et toutes les constructions de la doctrine. *Il ne reste rien*, rien, que l'étonnante témérité avec laquelle M. Carnot invoque les autorités scientifiques à l'appui de ses procédés erronés, « procédés, assure-t-il, employés depuis deux siècles par les savants de l'Europe. » Nous sommes bien loin de là, heureusement. Non-seulement Halley, Buffon, cités avec complaisance par M. Carnot, se sont gardés des erreurs où il est tombé, mais encore ils ont pris soin de prémunir contre elles, par des explications expresses et réitérées, les statisticiens qui viendraient après eux.

Ainsi, M. Carnot persiste à appliquer la méthode de Halley à la ville de Paris, et pourtant voilà les réserves dont le savant astronome accompagnait l'exposé de sa méthode (*Philos. trans.*, 1693, p. 596) :

« Les déductions qu'on a voulu tirer des mortuaires de quelques grandes villes telles que Londres, Dublin, *sont défectueuses à cause d'une grande et variable* accession d'étrangers... Une condition indispensable au succès de ces recherches est que les mouvements de la population ne soient altérés, *ni par immigration, ni par émigration.* Ce défaut paraît affecter faiblement les tables mortuaires de la ville de Breslau, etc. »

Buffon va plus loin, du moins en principe ; il n'admet pas les recherches de mortalité sur les villes seules comme pouvant être exactes : « MM. Halley, Kerseboom, Simpson, etc., ont donné des tables de mortalité du genre humain ; ils les ont fondées sur le dépouillement des registres mortuaires de quelques paroisses de Londres, de Breslau, etc. Mais il me paraît que leurs recherches , quoique très amples et d'un très long travail, ne peuvent donner que des approximations assez éloignées sur la mortalité du genre humain. Pour faire une bonne table de cette espèce, il faut dépouiller non-seulement les registres des paroisses d'une ville comme Londres, Paris, etc., *où il entre des étrangers et d'où il sort des natifs*, mais encore ceux des campagnes, afin qu'en ajoutant ensemble tous les résultats les uns compensent les autres ; c'est ce que M. Dupré a exécuté, etc. »

On le voit donc, les ennemis de la vaccine invoquent l'appui des savants avec aussi peu de fondement que celui de la statistique : non-seulement les témoignages invoqués leur manquent, mais ils s'élèvent contre eux ; et nous nous demandons avec étonnement comment on a pu pousser à ce point l'audace ou la légèreté.

IV. — Des recensements par âges à Paris ; manière dont s'en servent les vaccinophobes.

Nos critiques ayant ému les adversaires de la vaccine, ils ont essayé d'étayer leur mortalité *relative* d'une mortalité qu'ils appellent *absolue*, et qui résulterait de la comparaison des groupes des décédés, à chaque âge, aux mêmes groupes d'âges des vivants donnés par les recensements. Sans doute si, dans la ville de Paris, les recensements par âges eussent été fréquemment effectués et publiés ; si, par la manière dont chacun aurait été accompli, les résultats eussent été comparables en prenant, comme nous avons fait pour la Suède, la distribution *moyenne* des âges, à deux périodes éloignées, et *comparables par leur état sanitaire* et politique, on aurait pu espérer de déterminer pour chaque période la mortalité des âges propre à la population parisienne et résultant de son état physiologique.

Mais *aucune de ces conditions n'existe*.

Il n'a été publié, pour Paris, que deux recensements par âges, l'un pour 1817 et l'autre pour 1851. Il en résulte qu'on ne peut connaître pour chaque période la *distribution moyenne des âges*, moyenne bien utile dans ce cas, parce qu'elle atténue non-seulement les distributions accidentelles, mais surtout les nombreuses erreurs commises dans l'exécution des dénombrements. Il résulte surtout de cette pauvreté que l'on ne peut choisir deux périodes un peu larges et comparables sous le rapport de la tranquillité, de la prospérité intérieure, ce qui est d'une si grande importance quand on veut apprécier la mortalité qui résulte des conditions physiologiques et hygiéniques normales, et non celles qui sont le produit *complexe* de ces deux influences *combinées* avec les circonstances épidémiques, économiques, politiques, etc., qui jettent de si vives perturbations dans les conditions d'existence des populations d'une grande cité. Il arrive justement que les deux recensements de la ville de Paris avoisinent des époques calamiteuses à des titres divers, l'une par le typhus militaire de 1814 et 1815, affection qui a surtout frappé le sexe masculin (1) (voyez la note de la page 211) ; l'autre, celle de 1851, se trouve entre deux épidémies cholériques, 1853-1854 et 1849, qui ont sévi sur les deux sexes, mais celle de 1849, surtout sur les femmes.

Il n'y a donc que deux recensements, et ces deux recensements, par leur mode d'exécution, ne sont *pas comparables :*

1° Parce que le premier n'a relevé les âges que de la po-

(1) En effet, si l'on prend la moyenne des décès féminins des années 1812, 1813, 1815, on trouve que ceux de l'année 1814 ne la dépassent que d'un cinquième, tandis que les décédés féminins de 1854 dépassent de presque un quart la moyenne des trois années précédentes.

pulation à domicile et des hôpitaux civils ; plus de 44,000 personnes ont été relevées en bloc, sans séparation de sexes ni d'âges ; le second dénombrement, au contraire, a relevé ces détails sur toute la population, et sous ce rapport il est seul comparable aux mortuaires qui renferment les décès de toute la population parisienne *sans distinction;*

2° Parce que ces deux recensements ont été exécutés avec des soins très divers et dans des saisons différentes ; celui de 1817, qui paraît avoir été très soigné, a été exécuté en hiver, celui de 1851 en été (1).

Ces difficultés n'ont pas arrêté nos adversaires. Ils ne paraissent pas même s'en être douté, et ils se sont plu encore à les augmenter, en s'obstinant, malgré l'observation ou plutôt à cause de l'observation de M. Legoyt, à séparer les sexes que le recensement de 1817 n'a pas toujours séparés.

Nous connaissons deux ou trois productions de M. Carnot établies sur ces bases : nous allons les analyser rapidement ; elles se placent à côté de ses autres travaux par l'étrangeté des procédés et l'imprévu des méprises.

---

(1) Observons que le recensement en été (1851) doit notablement diminuer le nombre des jeunes femmes de 15 à 25 ; les femmes des classes aisées et riches émigrent à la campagne, et un bon nombre de ces émigrantes doivent être omises ou leur âge altéré, etc. ; les bonnes suivent leurs maîtresses ou retournent dans leur pays ; les ouvrières chôment ; un certain nombre vont retrouver leur famille ; et, comme M. Carnot ne considère que les femmes, il doit avec ce recensement en affaiblir le nombre, et par ce fait seul avoir (suivant son désir) un chiffre de mortalité trop élevé. Le dénombrement fait en hiver (1817) doit, par contre, avoir diminué le nombre des ouvriers, surtout ceux, si nombreux, employés aux travaux des bâtiments, et dont une partie émigre en hiver.

a. *Première détermination de la mortalité dite absolue,*
par M. Carnot (1).

1° M. Carnot compare UNE année de la première période
(1814) à UNE année de la seconde (1854), deux années également calamiteuses, dit-il. Cette dernière assertion n'est
pas exacte, attendu que M. Carnot ne s'occupe que des
femmes, et que l'année 1814 fut surtout funeste au sexe
masculin. Il n'en est pas de même de 1854, qui fut également fatale aux deux sexes.

Et en général, M. Carnot devrait savoir que comparer
une année à *une* année, ce n'est pas faire de la statistique ;
c'est s'élever contre la statistique, qui a pour *premier objet*
de trouver des moyennes (Quetelet, Guillard, Guerry, etc.).

2° Pour le recensement de 1817, M. Carnot prend la
population *complète* des douze arrondissements, et, comme
ce dénombrement n'a pas toujours distingué les sexes, *il*
suppose un nombre de femmes qu'il ne se fait pas faute de
grossir, comme l'exigent les conclusions qu'il veut tirer.
Il nie, dites-vous, l'avoir grossi plus que de raison....
Soit ; mais enfin il *remplace le document* par une supposition, et ce n'est plus de la statistique...

Mais sa plus grosse erreur, la plus authentique au moins,
c'est qu'après avoir pris les décès de toute la population
parisienne et avoir *largement* pris cette population entière
pour 1817, il ne prend pour l'année 1854 que la population recensée nominativement, *qu'il donne pour la popula-*
tion totale (c'est un oubli de 60,000 âmes), et il rapporte à
cette population fractionnée les décès de la population
totale. Aussi, par cet ensemble de procédés, diminuant les
décès et augmentant les vivants de la période qu'il veut

(1) *Journ. des conn. méd.*, 30 janv. 1856.

protéger, et opérant inversement pour la période ennemie, il fait si bien, qu'il arrive à une augmentation de mortalité de trois cinquièmes pour les adultes, et il appelle cela « dire la vérité sans restriction. »

b. *Deuxième détermination de la mortalité absolue.*

Cependant il paraît que M. Carnot ne demeura pas satisfait de ce travail, dont nous dévoilâmes les faiblesses dès avril 1856 (*Gaz. hebd.*, n° 16) ; car, vers le commencement de 1857, un revirement se fait dans toute l'école vaccinophobe en même temps(1) : ce n'est plus aux âges de fécondité (de 15 à 50 ans) que l'on cherche à prouver l'augmentation de la mortalité à Paris, c'est maintenant de 15 à 25 ans que l'on concentre cette aggravation ; ensuite on compare la mortalité de la période 1813-1821, période pendant laquelle aucune calamité notable n'a frappé le *sexe féminin*, avec la période 1847-1855, période la plus funeste du siècle et particulièrement pour la *mortalité féminine*. Presque aucune année de cette fatale époque n'est exempte de fléaux : deux crises alimentaires prolongées, ou deux cruelles épidémies, ou le chômage résultant des dissensions civiles, etc., causes multiples et intenses d'augmentation de la mortalité.

Il faut craindre bien peu de tromper soi et les autres, pour prétendre saisir l'influence de la vaccine au milieu de ces nombreuses calamités.

Du reste, M. Carnot le reconnaît enfin lui-même, puisque, dans un autre article qu'il vient de faire paraître dernièrement (*Rev. méd.*, 15 fév. 1857), il conclut de la sorte : « A part la période 1847 à 1855 exceptionnellement meur-

(1) *Journ. des conn. méd.*, 30 janv. ; Carnot, 10 fév. ; Ancelon, *Gaz. des hôpit.*, 24 fév. ; Bayard, 1857.

trière pour les vieillards, en raison des trois années cholériques qu'elle contient, la mortalité des adultes prise en masse n'a pas. varié d'une manière sensible depuis 1813. »

Il est vrai qu'il paraît croire que c'est pour les vieillards seuls que cette période est exceptionnellement funeste, tandis que nous la tenons telle pour tous les âges, ne sachant pas que le choléra ou la cherté des vivres en épargne aucun. Quoi qu'il en soit, la concession tardive que nous fait M. Carnot dans le passage cité n'en est pas moins consolante, car, si d'une part la mortalité des âgés de 15 à 25 ans a doublé, tandis que de l'autre la mortalité de l'ensemble des femmes âgées de plus de 15 ans est restée stationnaire, il en résulte nécessairement que la mortalité des femmes âgées de plus de 25 ans a diminué.

Cependant, et malgré ses nouveautés peu en harmonie avec les précédentes, ce dernier travail de M. Carnot est aussi fécond en erreurs que les autres. Il énonce d'abord comme un principe fondamental « qu'à Par¹ la population féminine est dans un rapport constant avec la demi-» somme des naissances de l'année du recensement et de » celle qui l'a immédiatement suivie; » puis il passe à la « *démonstration* précise » du principe énoncé.

Cette démonstration consiste à faire voir que les naissances moyennes de 1817 et 1818, comparées à la population féminine de 1817, donnent un rapport $\frac{1,88}{15}$, qui se trouve être le même que celui qui existe entre les naissances moyennes de 1851 et 1852 avec la population féminine, recensement de 1851. Nous sommes, en .vérité, bien surpris de voir un mathématicien comme M. Carnot décorer du nom de *démonstration* ce qui est trop écourté pour mériter même le titre de vérification, ce qui n'est qu'un simple exemple. M. Carnot, pourtant, est la première dupe de son vice de langage ; il regarde son principe comme rigoureusement démontré, et en fait la *base* de son travail ! Si pourtant, au lieu de prendre un exemple pour une démonstration, il eût continué la vérification de son *principe*, il n'eût pas tardé à s'apercevoir que ce prétendu principe est sans cesse en contradiction avec les faits. Ainsi le recensement de 1846 donne 510,000 femmes, et le calcul proposé par M. Carnot en trouve 525,000. Le recensement de 1841 annonce 454,000 femmes, et le rapport de M. Carnot en donnerait 490,000 ! Si j'applique les mêmes procédés aux périodes comparées de 1839-40 et 1849-50, je trouve, par singularité grande et tout à fait contraire aux recensements, qu'il n'y avait à Paris, en 1849, que 475,000 (le recensement de 1846 en accusait déjà 510,000), tandis que dix ans avant (1839) le même calcul en trouve 480,000 !

Si donc M. Carnot a, par une « démonstration précise, » prouvé la vérité de sa proposition, j'ai, de mon côté, par trois démonstrations non moins précises, prouvé sa fausseté. Cessons ce jeu. Mais tirons de cela une conclusion : c'est que tout le travail de M. Carnot repose sur une base imaginaire, et qu'il n'y a pas lieu à en continuer l'examen. Tous les statisticiens savent, d'ailleurs, que les rapports des naissances, assez constants pour des périodes un peu larges (10 ans par exemple), cessent tout à fait de l'être quand on considère des périodes de deux années. Il y a encore un enseignement à tirer de la prétendue « *démonstration précise* » de M. Carnot : c'est le danger qu'il y a de vouloir faire peur aux gens par de grands mots intempestivement employés, de revêtir la peau du lion sans en avoir les muscles et les armes. C'est un des travers les plus malheureux de la doctrine.

Nous bornerons là notre travail de critique. La matière

n'en est pas épuisée, tant s'en faut ; mais la patience du lecteur l'est déjà. D'ailleurs ce qui précède nous paraît suffisant pour montrer avec la dernière évidence que ce n'est point la statistique qui s'élève contre la vaccine ; que c'est au contraire parce qu'on en a violé les règles, négligé la méthode, abandonné la critique, qu'on est tombé dans cette série inouïe et non interrompue de méprises et d'aberrations non moins ennemies de la statistique que de la vaccine.

Après les difficultés que nous avons exposées et qui résultent des imperfections des documents statistiques offerts par la ville de Paris, hasarderons-nous quelque affirmation sur la marche réelle de la mortalité dans cette capitale ? Nous essayerons, mais sous toute réserve des entraves qui résultent de la pauvreté des matériaux. A défaut de la certitude qu'ils nous dérobent, une conclusion probable aura bien son utilité.

CHAPITRE VIII.

RECHERCHES SUR LES MOUVEMENTS DE LA MORTALITÉ A CHAQUE AGE DANS LA VILLE DE PARIS.

XVIIIe SIÈCLE. — Il est tout à fait impossible d'indiquer la mortalité de la ville de Paris au XVIIIe siècle, puisque nous n'avons pour cette époque ni mortuaire *générale* ni dénombrement qui nous fasse connaître le nombre des habitants de chaque âge.

Aurions-nous une mortuaire de la *ville de Paris*, que nous ne pourrions en tirer aucune table de survie ni de population sans passer outre aux avis de Halley, de Buffon,

et sans méconnaître les lois de la science moderne, sinon
celles du bon sens. Mais nous n'avons point cette mortuaire. Nous avons, il est vrai, deux lambeaux de mortuaire parisienne, l'une de Dupré Saint-Maur, publiée par
Buffon, qui ne voulait pas qu'on la séparât de la mortuaire des paroisses rurales, avec lesquelles il la donne;
l'autre mortuaire est donnée par Montyon. Or, la première
a été construite sur trois paroisses et la seconde sur une
seule. En les réunissant, c'est le relevé mortuaire de quatre
paroisses dont nous pouvons disposer. Paris en renfermait
quarante-sept: c'est donc comme si nous avions, pour
juger de la mortalité actuelle, le relevé mortuaire d'un
arrondissement de Paris. Mais ne sait-on pas que les citadins se groupent dans une ville suivant leurs mœurs et
leur fortune, presque aussi régulièrement que des voyageurs dans les trois classes de wagons? D'autre part, on
connait les travaux de M. Villermé touchant l'influence de
la fortune sur la mortalité et la distribution de cette mortalité dans les douze arrondissements de Paris. Dès lors on
comprend que connaître la mortalité..., moins que cela, la
mortuaire d'un arrondissement, c'est ne rien connaître
pour apprécier la mortalité de la ville entière.

M. Carnot voudrait-il aujourd'hui considérer comme
mortuaire parisienne celle du second arrondissement, qui
ne donne à domicile que 1 décès sur 67 habitants, tandis
que le 12ᵉ, aussi à domicile, en donne 1 sur 43 (Villermé)?
Non sans doute, ce choix ne ferait pas l'affaire de sa thèse.
Pourquoi donc veut-il nous faire accepter la mortuaire
d'un arrondissement du xviiiᵉ siècle pour une mortuaire
de la ville entière? Est-ce parce que ce vieux lambeau se
trouve favorable à sa doctrine? On comprend que ce ne
peut être pour nous une raison d'accepter ce qu'au nom
de la logique et de la science nous devons récuser.

Il y a même encore une raison de ne pas ajouter grande créance à cette mortuaire : c'est que, d'après elle, les Parisiens auraient une mortalité moindre que les gens de la campagne, comme on peut s'en convaincre en comparant les deux parties de la mortuaire de Dupré Saint-Maur. Or ce résultat est tout à fait contraire aux résultats les plus notoires de la statistique moderne. Ne perdons plus notre temps à cet examen négatif, arrivons à notre siècle.

XIXᵉ SIÈCLE. — Malgré nos critiques, et pour suivre nos adversaires sur leur terrain, nous supposons comparables les deux uniques recensements par âges que nous ayons, 1817 et 1851. Pour avoir une période aussi étendue que possible sans atteindre 1820, afin que l'influence vaccinale ne soit pas encore prononcée sur les adultes, nous adopterons pour la première époque la période 1814-19.

D'un autre côté, le recensement de 1846 ayant donné à peu près la même population parisienne que celui de 1851, nous pourrons supposer la même distribution des âges et prendre la période 1844-53.

Nous avons donc à comparer les deux périodes 1814-19 et 1844-53. Jetons un coup d'œil rapide sur chacune de ces deux époques, pour bien apprécier jusqu'à quel point elles sont comparables.

La première (1814-19) ne renferme guère qu'une année vraiment désastreuse (1814), mais désastreuse surtout pour les militaires décimés par le typhus ; et ces décès militaires ne sont pas, cette année-là, compris dans nos mortuaires (1), de sorte que la mortuaire moyenne de la période 1814-19 ne sera guère plus chargée qu'une période ordinaire. Il est loin d'en être ainsi pour la seconde époque (1844-53),

(1) A cause du défaut de renseignements, 7000 décès militaires ne sont pas portés à la mortuaire de 1814. (Trébuchet, *Ann. d'hyg.*, t. 44.)

qui renferme tant d'années funestes, grande cherté, révolution, réactions, chômage, enfin, la terrible année 1849 pendant laquelle le choléra a enlevé 17000 victimes tout à fait en supplément de la moyenne.

Enfin, dans la première période, un effectif militaire de 15000 hommes à peine accroît peu la mortalité des âges virils. Dans la seconde époque, au contraire, M. Blondel nous apprend (*Rapp. du chol.*, 1855, p. 26) qu'en 1849, il y avait un effectif de 69000 hommes, qu'il en reste encore 42000 en 1854, effectif bien lourd et qui, en vertu de la mortalité double caractérisant la vie militaire, va nécessairement aggraver la mortalité d'ensemble aux âges virils.

Ainsi ce rapide examen comparatif des deux époques fait déjà prévoir quelle est celle qui présentera la mortalité la plus considérable. On pourrait même s'attendre à trouver une différence plus tranchée que celle dénoncée par le tableau suivant:

VILLE DE PARIS (1).

AGES.	PÉRIODE DE 1814-19.			PÉRIODE DE 1844-53.		
	P Selon le recensem. de 1817.	D Mortuaire moyenne.	Danger de mort ou C.	P Selon les recensem. de 1846 et 1851.	D Mortuaire moyenne.	Danger de mort ou C.
0 à 15 ans. .	145,169	8,370	0,0576	206,763	11,297	0,0547
15 à 50 ans. .	421,935	5,997	0,0142	690,432	10,035	0,0145
50 ans et plus.	146,862	7,391	0,0504	156,067	8,636	0,0553

(1) Les mortuaires de la première période sont extraites des *Annuaires du Bur. des long.* ; l'année 1815, qui manque, est extraite des *Ann. d'hyg.*, t. 44. La seconde période est extraite de la *Statist. de Fr.*, t. 2. En 1848, M. Trébuchet nous apprend qu'il y a eu 1723 *morts violentes* pour les journées de février et de juin ; 300 environ

D'après ce premier travail, la mortalité de l'enfance aurait diminué, celle des âges de travail de 15 à 50 se serait à peine augmentée, puisque 10000 Parisiens de ces âges fournissent 145 décès annuels dans la période qui vient de s'écouler, tandis que de 1814-19 ils ne perdent que 142. La différence n'est pas bien considérable ; elle se prononce davantage pour la vieillesse.

Nous ne trouvons pas ici, entre la mortalité de ces deux époques, ces différences formidables découvertes par M. Carnot, on a déjà vu à l'aide de quels artifices, et nous allons à l'instant en dévoiler un nouveau. Quoi qu'il en soit, la preuve que la légère aggravation remarquée réside tout entière dans des calamités qui pèsent *inégalement* sur chaque période..., mais surtout sur chacun de nos documents (1), c'est que si, enlevant à la première époque les années 1814 et 1815, dont le nécrologe est grossi par les invasions des armées étrangères, et à la seconde la *seule* année 1849, en lui laissant encore les années de disette, de dissensions, de chômage, et l'épidémie de 1853, je refais le travail ci-contre, je trouve les résultats suivants :

sont restés à la Morgue, les autres sont entrés dans la mortuaire ; 1000 au moins surchargeaient l'âge de 15 à 50 ans, nous les en avons retranchés.

(1) En effet, nous ne prétendons pas dire que l'année 1814 ait été plus ou moins fatale que l'année 1849 : nous nous abstenons de tout jugement à cet égard ; nous disons seulement que la mortuaire de 1814 ne renferme pas les décès militaires qui par leur nombre ont surtout contribué à rendre cette année funeste. Au contraire, le nécrologe d'une grosse garnison, lors des victimes de l'épidémie, vient fidèlement grossir la mortuaire de 1849, qui ne laisse hors d'elle aucune des calamités de cette fatale année : il y a donc inégalité dans les documents.

AGES.	PÉRIODE DE QUATRE ANNÉES. (1816-1819.)			PÉRIODE DE NEUF ANNÉES. (1844-1853, moins 1849.)		
	P	D	C ou danger de mort.	P	D	C ou danger de mort.
De 0 à 15 ans. .	143169	8151	0,05615	206763	10499	0,0508
De 15 à 50 ans. .	421933	5863	0,01375	690432	9519	0,01377
De 50 ans et plus. .	146862	7126	0,04832	156067	8040	0,0515
De tout âge. .	713966	21080		1053262	28058	

Ainsi, les documents des deux époques étant rendus comparables par cette élimination de calamités *inégalement* rapportées, il nous reste une mortalité qui s'est atténuée de 0 à 15 ans, *qui est restée stationnaire* de 15 à 50 ans, qui a un peu augmenté (6 p. 100) pour la vieillesse.

Voilà tout ce qu'il y a au fond de ce débat; voilà l'état de choses qui a excité tant de bruit et de lamentations de la part des adversaires de la vaccine. Il est bon d'observer que la division des vivants en trois groupes d'âges, tels qu'ils sont établis, ne nous appartient pas : ce sont les groupes d'âges choisis par M. Carnot lui-même (1); car nous avons pour usage de prendre les questions telles qu'on les pose, toutes les fois qu'on peut le faire sans déraison. Mais, depuis que nous les avons réfutés (2) les adversaires de la vaccine ont changé leur division des âges : ce n'est plus de 15 à 45 ou 50 ans qu'ils affirment leur prétendu accroissement de mortalité, c'est de 15 à 25. Quand nous leur aurons prouvé qu'il n'existe pas plus de 15 à 25 que de 15 à 50, ils diront sans doute qu'il est manifeste de 20 à 30. Cette tactique est habile : on fuit; mais pour ceux qui n'y regardent pas de très près, on

(1) *Union méd.*, n° 1856, et *Journ. des conn. méd.*, *passim.*
(2) *Gaz. hebd.*, 18 avril 1856.

a l'air de combattre. Ils disent encore : M. Bertillon annonce que la mortalité des hommes s'est accrue, aux âges de travail, plus que celle des femmes (voy. p. 96 à 100); il prétend même que celle des femmes est stationnaire ; eh bien! nous faisons la preuve que la mortalité de ce sexe s'est accrue dans des proportions considérables, etc.;... ils se donnent l'air ainsi d'engager une lutte corps à corps qui fait présumer de leur force. Plus d'exactitude eût pourtant mieux éclairé la question, eût appris que c'est en étudiant la marche de la mortalité des sexes *pour* TOUTE *la France*, qu'on arrive au résultat que j'ai indiqué, sur la marche accélérée de la mortalité masculine opposée à l'état à peu près stationnaire de la mortalité des femmes; et que, d'autre part, c'est sur l'étude *exclusive de Paris* que M. Carnot conclut à l'augmentation de la mortalité féminine, que sa conclusion, en la supposant exacte, ne peut sortir de Paris et n'infirme pas la nôtre.

Nous voulons, en les dévoilant, détruire tous ces faux-fuyants qu'offre la statistique de cette grande ville. Tâchons donc d'y étudier la mortalité à chacune des deux époques du recensement *avec le détail des sexes et des âges.*

M. Carnot, par sa persévérance à éviter cette marche, nous l'indiquait.

Pourquoi, en effet, ce calculateur, qui a beaucoup remué les chiffres parisiens, ne nous a-t-il pas fait voir encore tous ces détails? Pourquoi, malgré nos réclamations, se borne-t-il à l'étude du sexe féminin et à certains âges? On vaccine aussi les garçons, pourtant. S'il se refuse à l'examen de ce sexe, on peut présumer que c'est parce qu'il lui est trop défavorable. Voulant découvrir ce qu'on s'obstinait à nous celer, nous avons donc choisi, autour de chacun des deux recensements que nous avons, les *trois* années de tranquillité que l'on peut grouper autour d'eux.

Nous avons pris la période 1816-18 pour la première époque, et 1850-52 pour la seconde.

Une moyenne plus large eût sans doute été préférable, si elle eût été possible sans tomber sur des années à calamités accidentelles et non comparables; il faut donc se contenter de ces trois années. Mais si ces périodes sont petites, elles rachètent en partie ce défaut par leur tranquillité, par leur position identique, toutes deux suivant immédiatement de grandes calamités. Si une cause pathologique interne, constante, intense, nouvelle, pèse sur la population de la seconde époque, nul doute qu'elle ne soit accusée énergiquement, *puisqu'elle ne sera masquée par aucune autre influence.*

Ayant donc posé ainsi les bases de ce travail, nous avons apporté les plus grands soins dans son exécution : nous avons successivement examiné la mortalité de chaque sexe et des deux sexes réunis.

Nous donnerons, note IV, les éléments du calcul, nous n'en présentons ici que les résultats.

DANGER DE MORT A PARIS.

AGES.	SUR 1000 VIVANTS DE CHAQUE GROUPE D'AGE combien il en meurt annuellement.					
	Hommes.		Femmes.		Les deux sexes réunis.	
	1816-18.	1850-52.	1816-18.	1850-52.	1816-18.	1850-52.
De 0 à 5 ans. . .	146,6	120,40	127,3	110,4	136,8	115,5
— 5 à 10 ans. . .	18,6	14,59	17,68	14,29	18,06	14,44
— 10 à 15 ans. . .	8 51	5 32	8,82	7,13	8,67	6,22
— 15 à 20 ans. . .	11,27	9,68	9,89	10,74	10,56	10,2
— 20 à 25 ans. . .	15,43	12,72	12,17	13,08	13,73	12,89
— 25 à 30 ans. . .	10,15	10,21	11,81	11,79	11,03	11,0
— 30 à 40 ans. . .	11,38	10,70	14,14	12,57	12,82	11,6
— 40 à 50 ans. . .	16,26	17,33	18,3	15,66	17,38	16,52
— 50 à ∞	46,10	51,35	50,0	51,62	48,07	51,5

Ce tableau est fort instructif. Nous avons vu tout à l'heure que le choléra a sévi avec tant de violence que, sous son influence, la mortalité générale de la ville de Paris paraît augmentée dans tout une grande période. Ici nous soumettons à l'étude comparative deux époques de prospérité, de tranquillité, pendant lesquelles pourra facilement se manifester une influence intime, comme celle que la vaccine exercerait aux âges adultes, selon M. Carnot. Voyons donc quel est le résultat de l'observation ; examinons les trois cas :

1° *Le sexe masculin.* — Nous voyons à *Paris*, contrairement à ce que nous avons observé pour la France en général, *la mortalité de ce sexe diminuer à presque tous les âges* jusqu'à 40 ans.

2° *Le sexe féminin.* — Nous pouvons apprécier ici un résultat singulier encore en opposition avec ce que présente la France : c'est que pour les femmes la diminution de la mortalité s'arrête après les 15 premières années ; la mortalité augmente sensiblement de 15 à 25 ans, redevient stationnaire de 25 à 30, puis rétrograde de nouveau jusqu'à 50 ans.

3° *Les deux sexes réunis.* — Nous voyons la mortalité, stationnaire de 25 à 30 ans, *diminuer à tous les autres âges* jusqu'à 50 ans.

Ainsi, dans les deux périodes de tranquillité que nous étudions, nous voyons que *la mortalité féminine de 15 à 25 ans est la seule qui se soit accrue.* Cette singularité nous explique les préférences décidées de M. Carnot pour ce sexe, sa persévérance inébranlable à lui consacrer ses calculs.

Mais comment se fait-il qu'il se passe à Paris précisément le contraire de ce que nous avons trouvé pour la

France, et que dans cette capitale de la galanterie, ce soient les femmes qui payent pour les hommes ?

Nous nous tairons sur ce point, la statistique n'offrant point assez de ressources pour vérifier la valeur des vues d'intuition. Quoi qu'il en soit, il est évident que, si la vaccine avait quelque part à cette aggravation, elle se ferait sentir également sur les deux sexes. Voilà enfin une dernière fois l'*accusée* mise hors de cause. Rendons-la donc à la liberté, et confions-lui sans aucune appréhension les bras de nos enfants, dont elle préserve la vie et la beauté sans retour insidieux pour un autre âge.

RÉSUMÉ ET CONCLUSIONS.

De cette longue, laborieuse et sincère investigation, il résulte invinciblement que, de quelque manière qu'on interprète les documents anciens ou nouveaux, français ou étrangers, généraux ou spéciaux à la ville de Paris, à l'armée, aux départements, pourvu qu'on n'abdique ni les lois de la logique ni celles de la science, on arrive à des conclusions foudroyantes pour les adversaires de la vaccine.

Reprenons pourtant et énumérons successivement chacune des recherches auxquelles nous nous sommes livré. Indiquons-en le sujet et le résultat : que chacun de nos chapitres se lève et dépose à son tour la ligne qui le résume.

Dans cette revue, l'Introduction n'a pas à se présenter ; elle n'est point le début de l'action, elle est un hommage rendu à une méthode d'investigation puissante et méconnue. Avant d'employer la statistique à terrasser les adversaires de la vaccine, nous avons eu à cœur de faire voir qu'elle est appelée à de plus hautes destinées.

Notre premier chapitre est consacré à la connaissance, à la critique des documents et à la recherche des méthodes qu'il faut leur appliquer.

Puis nous mettons nos matériaux en œuvre, nous interrogeons chacun suivant sa nature; nous contrôlons les uns par les autres, et c'est avec une *unanimité* absolue, écrasante pour tous les contempteurs de nos progrès, que Dupré Saint-Maur, que Montyon, que Messance viennent tour à tour déclarer que la vie humaine était de leur temps et *à tous les âges* beaucoup moins assurée qu'au nôtre.

Le savant Duvillard, interrogé à part, n'est pas moins explicite; il déclare qu'avant 1789 il succombait, de 20 à 30 ans (âge du moindre progrès), 14 jeunes gens, quand nous n'en perdons plus que 11.

Enfin le travail de ce mathématicien, contrôlé par une méthode qui nous est propre, et au moyen de chiffres dérivés d'une source tout expérimentale, donne un résultat d'un accord surprenant, qui témoigne aussi vivement en faveur du progrès qu'en faveur de l'œuvre de Duvillard.

Ainsi du xviiie au xixe siècle le progrès est *invinciblement démontré.*

La mortalité, étudiée pendant le cours du xixe siècle, donne pour toute la France un résultat moins favorable, non à la vaccine, mais au progrès; on trouve que la mortalité des mâles aux âges adultes a subi une notable augmentation, tandis que celle des femmes est presque stationnaire.

Mais le même mouvement, étudié en Suède sur d'excellents documents, montre un progrès continu, constant pour chaque sexe *et pour chaque âge*. Ainsi en Suède, pendant le xixe siècle, les progrès de la vaccine et ceux de la vitalité à chaque âge marchent parallèlement. Quelle énergique réfutation des théories des vaccinophobes !

Hé bien! pour le statisticien, il y a une étude encore plus funeste aux doctrines des adversaires de la vaccine: c'est celle de leur prétendue statistique. Rien de plus affligeant pour un économiste ou un statisticien, que de voir le sans-façon avec lequel, sans paraître s'en douter, ils ont travesti, conspué ces deux belles sciences.

Nous les voyons d'abord, ignorant les travaux de tout un siècle, de tout un peuple de savants, assimiler la vie confortable des rentiers à la dure existence des travailleurs, et la mortalité ordinaire du peuple à celle qui pèse plus lourdement sur l'armée.

Plus loin ils confondent les tables de survie avec celles de population ; ils prennent des nombres qui n'ont d'autre fonction que d'exprimer des rapports, pour des valeurs absolues. Ils lisent l'approbation tacite des savants dans leur désapprobation formelle. Ils croient, malgré les grands travaux modernes dont ils ne tiennent aucun compte et qu'ils paraissent ignorer, que la diminution lente et progressive des naissances est un signe funeste, et ils prennent pour une augmentation des mort-nés le progrès de leur enregistrement.

M. Carnot dédaigne non-seulement les travaux les plus célèbres des économistes, des statisticiens, mais les règles les plus élémentaires de la science ; il les méconnaît avec le même laisser-aller que les travaux des savants. Veut-il étudier l'influence de la vaccine dans les départements, il ne sent pas la nécessité de former des séries, des moyennes. Plein de foi dans les déclarations préfectorales, il les accepte sans en discuter la valeur. Puis il compare *un* département qu'on lui signale à *un* autre, etc.; abdiquant ainsi toute critique et toute méthode, il ne voit pas qu'il invoque le hasard ; il envoie un tel travail à l'Institut !

S'il étudie l'armée, même oubli de toute règle. Il se procure quelques chiffres de mortalité, il ne s'enquiert ni de leur qualité ni de leur provenance. Il ne sait pas que les corps d'élite ne meurent point comme les conscrits. Il est en contradiction formelle avec Benoiston, il ne s'en doute pas ! Connaît-il les travaux de Benoiston, de Boudin sur l'armée ? Il n'en laisse rien paraître.

Il invente un procédé pour calculer les mortuaires cholériques que les documents ne donnent pas. Il ne daigne pas s'informer si les résultats théoriques satisfont aux conditions du problème. Il augmente de plus de 50 p. 100 le nombre réel des victimes du choléra, et, sans se douter de cette exagération, il tire hardiment ses conclusions !

Mais c'est à travers ses calculs sur la ville de Paris qu'il devient bien difficile de suivre ce mathématicien dans l'inextricable série d'erreurs où il s'engage avec une confiance que rien n'ébranle.

Il oublie ordinairement que toute la statistique réside dans l'étude des valeurs moyennes.

Il applique à la ville de Paris, en se targuant de l'autorité de Halley, une méthode que ce savant a pris soin d'avance de répudier pour toutes grandes capitales. En effet, pour chercher à déterminer la mortalité parisienne, il se sert d'une méthode :

Qui suppose l'immobilité, et il applique cela à la ville la plus mobile de la terre !

Qui suppose qu'il ne sort pas de natif, qu'il n'entre pas d'étrangers !

Qui suppose que les rapports des âges des habitants sont invariables, et ils sont profondément altérés !

Qui suppose la population *décroissante* d'âge en âge, et elle *croît* jusqu'à 30 ans ! etc.

Il veut apprécier une influence qui agit sur les deux sexes : il se trouve trop riche, il ne s'occupe que d'un seul.

Il étudie le particulier, et il conclut le général. Il a des chiffres pour un arrondissement, il en tire sans hésiter des

conclusions pour la ville entière; d'un sexe il conclut
pour les deux, etc.

Il prétend vouloir étudier une influence constante, intime, physiologique, et il prend soin de ne comparer que
des années frappées par des fléaux accidentels, la peste, la
guerre, etc.

Il se dit habile mathématicien, et il altère à chaque instant une langue si précise ! Il dit quelque chose comme
rapport relatif (mortalité relative) pour désigner une relation compromettante et inutile ! Il dit n'avoir aucune confiance aux hypothèses sur la courbe de vie, et il ne base
ses calculs que sur ces hypothèses ! Il décore du nom de
« démonstration précise » la *vérification* sur un exemple
d'un principe, qu'il veut faire admettre comme général,
et qui se trouve infirmé par maints autres exemples.

Il dit encore beaucoup d'autres choses de la même force;
il ne se départ jamais de la logique que nous venons d'exposer fidèlement, quoique incomplétement. Et il a des
élèves qui se flattent de le comprendre et qui l'applaudis-
sent ! !.... Mais si quelqu'un repousse ces... raisonnements-
là, il s'écrie avec grande pitié :

« Pour les hommes familiarisés avec l'algèbre, les résul-
» tats précédents suffisent... Mais il est malheureusement
» des écrivains qui ne possèdent que de très faibles notions
» d'arithmétique et veulent s'occuper de statistique, etc. (1). »

Ou avec encore plus de modestie :

« Ce peu de mots s'adressent à ceux qui ont appris et
» qui savent l'algèbre. Quant à ceux qui l'ignorent, je sais
» qu'ils ne me comprendront pas plus que Bernardin de
» Saint-Pierre ne comprenait Laplace.... Mais que dire à
» celui qui croit racheter par la suffisance de son langage

(1) *Journ. des conn. méd.*, 30 janv. 1857.

19.

» pour ne pas dire plus, l'insuffisance de son instruc-
» tion (1) ? »

Avouons-le, tel est l'effet d'un imperturbable aplomb,
que plus d'un, sans comprendre l'algèbre de M. Carnot, a
été ému, effrayé, et s'est senti ébranlé par cette superbe
et dédaigneuse assurance.

Il fallait en bien voir l'insignifiance pour n'être pas inti-
midé par ces grands airs. Aussi n'en fûmes-nous nullement
troublé, et ayant soumis à une étude aussi sévère que possible les imparfaits documents de la statistique de Paris,
nous avons trouvé que, depuis 25 ans, la mortalité générale paraissait à peu près stationnaire aux âges de travail
(de 15 à 50 ans) avec une tendance à diminuer avant la
quinzième année, à augmenter après la cinquantième ; que
d'autre part, quand on tente de séparer les sexes, on arrive
pour chacun à des résultats contraires à ceux qu'offre
la France dans son ensemble. La mortalité du sexe féminin, particulièrement de 15 à 25 ans, tend à s'aggraver,
celle du masculin à s'atténuer. Mais ces résultats, issus de
documents trop bornés et imparfaits, ne doivent être admis
qu'avec réserve.

Voilà le résumé de notre travail et l'ensemble de nos
conclusions.

La vaccine, assise au banc des accusés, non-seulement a
été disculpée, parce que les accusations lancées contre elles
se sont évanouies devant la discussion ; mais encore des
témoins irrécusables sont venus constater son innocence et
prouver qu'elle ne fait payer ses bienfaits d'aucun retour.

Avant notre plaidoyer, ce qu'on pouvait dire de plus
favorable à la vaccine, c'est qu'il n'était nullement prouvé
qu'elle fût fatale aux âges de travail.

(1) *Gaz. hebd.*, n° 10, 1856.

Aujourd'hui on peut *affirmer* que la vaccine, si précieuse à l'enfance, n'est funeste à aucun âge. La fille de Jenner quitte donc le prétoire, triomphante de ses impuissants ennemis.

La statistique, à son tour, qui a aussi ses adversaires, avait été traitée par ceux qui ne la connaissent pas de témoin faux et suborné ; nous espérons qu'il lui aura suffi de se montrer telle qu'elle est, pour confondre le *Sosie* qu'on lui a fait l'injure de prendre pour elle. Ce n'est pas assez de crayonner des étoiles sur son manteau pour être astronome, ni d'y tracer des lignes de chiffres pour être statisticien.

NOTES.

*Résultat que peuvent avoir, sur les mortuaires, l'irrégularité
et les lacunes des registres tenus par les curés avant notre
état civil.*

Si aucune cause constante n'avait fait porter les oublis sur un âge
plutôt que sur un autre, il suffirait des grands nombres d'observations que donnent nos auteurs, pour que les omissions se répartissent
également sur tous les âges, et il est évident que nos mortuaires n'en
seraient nullement altérées dans les rapports de leurs nombres. Peut-
on admettre que les omissions ont dû se répartir proportionnellement sur tous les âges? Sans doute pour les adultes ; il n'y a pas de
raison bien forte pour qu'on oublie un plus grand nombre de décédés
de vingt, — de trente, — de quarante, — de cinquante ans, etc. ;
l'omission a dû, en raison du grand nombre d'observations, se répartir
également sur tous ces âges. Mais il n'en est pas de même pour l'enfance; c'est sur elle, sur la première enfance, qu'ont porté les omissions les plus nombreuses : d'abord parce que les curés n'inscrivaient
que les enfants morts après le baptême, ensuite parce que la mort
d'un nouveau-né est pour une paroisse un événement fort ordinaire
et sans grande importance ; d'ailleurs, pour l'Église, l'enfant baptisé
est un petit ange qui va au paradis de lui-même : M. le curé n'a rien
à y faire ; il ne se dérangera guère.

Les enfants morts sans le baptême et non enregistrés correspondent
assez bien à la catégorie actuelle des *mort-nés* ou plutôt *morts avant
l'inscription civile*, et qui, considérés comme mort nés, sont inscrits
à part et ne grossissent pas non plus la mortuaire de X. Heuschling,
à laquelle nous voulons comparer les mortuaires du xviii⁰ siècle.

Mais enfin il nous reste à apprécier l'effet d'un certain nombre
d'omissions dues à la négligence des curés.

Au point de vue des perturbations qu'elles vont apporter dans nos
calculs, ces omissions *doivent être diminuées dans la proportion des
oublis commis aux autres âges*, c'est-à-dire que, si par exemple il a

été omis en moyenne 1 pour 100 d'adultes et 3 pour 100 d'enfants. c'est seulement un manque de 2 pour 100 qui troublera nos résultats.

Ainsi, par ce premier examen, on voit que *quand on relève d'assez grands nombres*, comme a fait Messance entre autres, une partie, et ordinairement la plus grande partie des erreurs de détail, s'annule : c'est un point qu'il ne faut jamais perdre de vue en statistique.

Cependant, quoique notre discussion ait déjà diminué l'importance de l'erreur, sans doute elle existe encore pour l'enfance.

Le groupe des décédés de 0 à 5 ans est affaibli par les omissions dans une plus grande proportion, de sorte que son rapport avec les autres termes est vraiment changé, et il résultera de là un affaiblissement apparent de la mortalité de l'enfance, mais la mortalité des autres âges *n'en sera nullement altérée*. Pour faire apprécier au lecteur ce résultat, fort important à notre sujet, nous avons dressé le tableau suivant :

AGES.	(A) Soit une mortuaire complète.	MORTUAIRE dans laquelle 100 décès de 0 à 5 ans ont été omis.		TABLE DE POPULATION.	
		(B) Nombre absolu.	(B) Mortuaire B ramenée à 1000 décès.	Sur la mortuaire A.	Sur la mortuaire B.
0 à 5	500	400	444,4	3750	3500
5 à 10	50	50	55,5	2370	2370
10 à 20	40	40	44,4	4300	4300
20 à 30	60	60	66,7	3800	3800
30 à 40	70	70	77,8	3150	3150
40 à 50	70	70	77,8	2450	2450
50 à 60	70	70	77,8	1750	1750
60 à 70	70	70	77,8	1050	1050
70 à 80	60	60	66,7	400	400
80 à 100	10	10	11,1	100	100
	1000	900	1000,00	23120	22870

On voit :

1° Que la population calculée de chaque âge n'est point modifiée par l'omission des enfants ; que c'est sur eux seulement que porte la différence qui en résulte ;

2° Que le danger de mort de chaque âge, se calculant sur le rapport des décès aux vivants, ne sera modifié qu'à l'âge où a porté l'oubli ; et en effet, dans l'exemple donné, le danger de mort, qui était vraiment de 0,13, devient 0,11 après l'omission.

3° On voit encore que, si l'on voulait se contenter dè la comparaison des mortuaires, ce qui ne peut se faire qu'en les réduisant à une même somme, par exemple, ramenant à 1000 décès le total de la mortuaire B, on obtiendra la mortuaire B' ; mais il est visible que la comparaison de la mortuaire A et B' est pleine d'embûches ; que les uns verraient dans ce passage une *augmentation* des décès des âges au-dessus de 5 ans, les autres une *diminution* de la mortalité des enfants ; d'autres croiraient y lire ces deux phénomènes à la fois. On évitera ces erreurs en construisant des tables de population et en tirant le danger de mort qui pèse sur chaque âge.

Ajoutons que les déclarations erronées des âges sont également, en totalité ou en grande partie, effacées quand on considère comme nous des périodes de dix en dix ans.

Et concluons que les irrégularités des registres des curés ont dû n'avoir pour résultats notables, vu les propriétés des grands nombres, que d'affaiblir indûment la mortalité des enfants, et que cette altération a laissé intacte celle déduite sur les autres âges.

Corrections proposées pour le recensement par âges de 1851, afin de rectifier les erreurs incontestables qu'il présente.

a. Dans les premiers âges.

Un nombre considérable de jeunes enfants ont été omis. En effet, en 1850, il y a eu 954 mille naissances; l'état civil a relevé, la même année, 148 mille décès de 0 à 1 an, dont 98 mille appartiennent à ceux qui sont nés dans la même année (1); il devait donc y avoir environ 856 P$_{o..,}$; le recensement n'en accuse que 655 mille! De même, en 1849, il est né 995 mille : en leur attribuant la mortalité des tables belges, *plus rapides* que les nôtres, nous trouvons encore qu'il devrait en rester environ 800 mille entre 1 et 2 ans ; le recensement n'en a trouvé que 639, tandis qu'à 3 ans il enregistre 720 mille, bien que 1848 n'eût offert que 948 mille naissances. Ainsi, par la seule considération des deux premières années, nous constatons une omission certaine de 360 mille. Nous avons donc cru devoir, pour les cinq premières années, en nous appuyant sur la mortuaire de M. X. Heuschling, d'une part, et le mouvement moyen de l'état civil de la période 1840-49, et enfin, sur ce recensement imparfait, réformer les premiers âges afin de nous rapprocher de la vérité. Nous avons pu le faire avec d'autant plus d'impartialité et de liberté, que cette correction ne peut avoir qu'un effet : celui de nous éloigner de l'erreur, ces premiers âges n'étant point ceux sur lesquels porte la dissidence.

Le tableau suivant fera voir d'un coup d'œil comment nous avons établi la population des sept à huit premières années pour les mâles. Nous avons opéré de même pour les filles. Nous ne donnons que les résultats des calculs :

(1) Selon la formu'e de M. Guillard, *Journ. des économ.*, sept. 1856.

Rectification opérée sur le recensement français pour les premiers âges.

AGES.	RECENSEMENT mâle.	POPULATION tirée des naissances moyennes de la période 1840-49 et de la mortuaire de X. H.	POPULATION ADOPTÉE.	
			Mâle.	Fém.
0 à 1	332,938	435,200	435,200	419,500
1 à 2	326,495	394,500	394,500	384,200
2 à 3	364,932	378,100	375,000	365,000
3 à 4	336,017	366,400	363,000	353,000
4 à 5	322,604	358,800	354,000	344,000
5 à 6	331,945	352,900	348,000	338,000
6 à 7	339,933	....	343,500	333,000
7 à 8	340,952	....	340,000	....
0 à 8	2695,816		2953,200	

Ainsi nous arrivons à trouver que le recensement a fait une omission d'au moins 500 mille enfants : 256 mille garçons et 244 mille filles. Il n'est peut-être pas inutile de rappeler que Demonferrand avait été porté à conclure un plus grand nombre d'oublis encore pour les recensements qu'il étudiait (1), et nous avons, dans le cours de ce travail, accepté la correction de cet auteur, puisque nous avons pris pour la période 1817-31 P′ = 16,050 et P″ = 16,350 ; P = 32,400 ; conformément au recensement de 1825 augmenté de 500 mille. On remarquera que la population ainsi établie non-seulement paraît hors de contestation parce qu'elle est fondée sur les plus solides documents de l'état civil, mais encore que, l'étant sur des valeurs moyennes (10 ans), c'est vraiment la *population moyenne* de cette période que nous obtenons ; et comme pour les âges suivants nous ne considérons que les

(1) *Journ. de l'École polytech* , 26ᵉ cah., p. 283.

périodes de cinq en cinq ans au moins, nous avons toujours des nombres moyens.

b. Irrégularités des groupes masculins vers la vingtième année.

L'espoir de se soustraire à la conscription a amené des fraudes évidentes. En effet, en 1851, le contingent s'élève, par exception, à 311 mille conscrits, tandis que le recensement n'en accuse que 291 mille. D'autre part, tandis que l'âge de vingt ans devrait être surchargé comme toutes les autres décades, nombres ronds sur lesquels se portent surtout les déclarations, nous le trouvons affaibli, tandis que ceux qui précèdent et qui suivent sont exagérés. La simple inspection du tableau ci-contre fera saisir ces irrégularités. Ici encore le chiffre *moyen* du recrutement pendant la période 1840-49, rapproché du mouvement *moyen* des décès pendant la même période, et en modifiant très légèrement le résultat, pour qu'il s'accordât avec la somme totale des vivants de 15 à 30 ans que le recensement de 1851 doit faire présumer exister en 1845, nous permettra de nous rapprocher beaucoup de la vérité.

Nous avons dressé sur ces bases (1) le tableau suivant :

(1) Soit R le chiffre du recrutement moyen, on peut poser $R = S'_{20}$, mais $S'_{20} + D_{15..20} = S'_{15}$; de même $S'_{20} - D_{20..25} = S'_{25}$ et $S'_{25} - D_{25..30} = S'_{30}$. Dès lors, S_{15}, S_{20}, S_{25}, S_{30}, étant connue, la formule de Laplace $P_{20..25} = \dfrac{S_{20} + S_{25}}{2}$, etc., nous donnera la population de chaque âge. Il faut remarquer qu'on ne peut s'éloigner davantage du terme S'_{20}, puisque notre raisonnement suppose la mortalité stationnaire; on peut comme *moyenne*, et opérant sur des nombres *moyens*, le supposer tel pour cinq à dix ans; mais on s'exposerait à l'erreur si l'on dépassait cette limite, remarque qui s'applique aussi aux corrections que nous avons faites sur l'enfance et que, pour cette raison, nous n'avons poussées que jusqu'à 5 à 6 ans.

Recensement régularisé de 15 à 30 ans.

| POPULATION SELON LE RECENSEMENT 1851. | | | | POPULATION selon le recrutement et le mouvement des décès de la période 1840-49. |
| DÉTAIL ANNUEL. | | CONTRACTÉ. | | |
Ages.	Population.	Ages.	Population.	
15 à 16	334,700			
16 à 17	317,500			
17 à 18	321,700	15 à 20	1,593,900	1,560,000
18 à 19	327,000			
19 à 20	293,000			
20 à 21	291,300			
21 à 22	275,300			
22 à 23	297,700	20 à 25	1,454,000	1,475,600
23 à 24	293,000			
24 à 25	296,700			
25 à 26	307,600			
26 à 27	284,500			
27 à 28	288,600	25 à 30	1,435,400	1,388,700
28 à 29	301,200			
29 à 30	253,500			
30 à 31	337,000			
			4,483,300	4,424,300

D'ailleurs si, au lieu d'ordonner sur le recrutement et sur la mortuaire le désordre qui résulte des déclarations inexactes, on groupe par séries de cinq ans, et si l'on emploie la méthode de Deparcieux et de Saint-Cyran, on obtient à peu près les mêmes résultats.

Il est bon d'observer aussi que c'est l'espoir de voir s'élever une table de population aussi régulière et exacte que possible, qui nous a conduit à proposer ces modifications, qui ne sont en aucune sorte nécessaires à la cause spéciale de la vaccine, que les chiffres bruts suffisent à garantir.

Note III.

Remarques sur les trois tables de population de la page 77.

1° *Table calculée* (méthode de Halley). — Cette table, due à la méthode de Halley, donne certainement des nombres trop faibles de 20 à 30 ans, de 30 à 40 ans; ces nombres en effet ne peuvent s'accorder avec le contingent moyen de cette période, qui est de 305 mille; car, soit P_{20} le nombre des conscrits, si l'on admet $P'_{20} = P''_{20}$, il suppose environ 610 mille âgés de 20 ans; or, la mortuaire donnant 33,477 $D_{20..25}$ et 28,389 $D_{25..30}$, il en résulte $S_{25} = 576,523$ et $S_{30} = 548,134$; ce qui donne $P_{20..30} = 5,777,950$. Ce nombre, réduit selon nos tables, devient 16,100, tandis que nous voyons la méthode de Halley n'en donner que 15,598. Si, contre cette épreuve, on invoque que peut-être $P'_{20} > P''_{20}$, je réponds que d'autre part $P'_{20} > P'_{20}$, parce que 3 à 4 mille conscrits échappent toujours au recrutement. Ainsi il est probable que la jeune population adulte donnée par cette méthode est trop faible. L'examen critique qui précède des résultats dus à la méthode Halley est encore plus frappant et acquiert plus d'autorité, quand on l'applique à une table calculée sur les seuls mâles.

2° *Table de M. Mathieu.* — Ce savant s'étant appuyé pour établir le nombre de ses majeurs sur le nombre des électeurs inscrits, il nous paraît avoir affaibli notablement le nombre des adultes, et ce pour les motifs déduits page 64.

3° Enfin, le recensement avec les corrections indiquées note II nous paraît être le plus près de la vérité. M. Guillard, qui fait peu de cas des recensements, les accuse de n'être qu'un fait accidentel et non une moyenne, comme le réclame la statistique. Ce reproche serait légitime si nous considérions les âges d'année en année; mais prenant par groupes de 5 ou de 10 ans, nous considérons ainsi de véritables nombres moyens dans lesquels les oscillations d'une année à l'autre se combinent et s'effacent. De plus, le démographe dont nous parlons accuse encore notre recensement de renfermer, et surtout aux âges adultes, 380 mille étrangers dont les décès, assure-t-il d'après les annuaires, ne sont pas compris dans les décès officiels, bien que la statistique de France n'en dise pas un mot. De cette soustraction, le recensement, quand on veut le comparer à la mortuaire, renfermerait donc indûment 380 mille étrangers; mais quelle importance a ce chiffre par rapport à 20 ou 25 sur lesquels il se répand? Dans un recensement qui se fait par liste nominative et qui, en conséquence, ne peut qu'oublier; qui en effet est surpris en flagrant délit de 500 mille omissions sur les seuls enfants de 0 à 7 à 8 ans, croit-il que pour les adultes les omissions aient été si faibles qu'on doive se préoccuper beaucoup de 380 mille étrangers, quand M. Quetelet trouve qu'en Belgique, où la statistique est généralement faite avec soin, les oublis vers 20 ans s'élèvent à près de 3 p. 100! Mais je veux exagérer et supposer même que ces 380 mille se répartissent exclusivement entre la population de 20 à 60 ans; supposant à 35 ans leur nombre maximum, si je les enlève de la table du recensement (p. 77), le danger de mort qui en résulte deviendra :

PÉRIODE DE 1840-49.

AGES.	RECENSEMENT rectifié et diminué des étrangers (1000).	COEFFICIENT de mortalité.
0 à 5	10.60	0,0685
5 à 10	9070	0,0107
10 à 15	8680	0,0058
15 à 20	8633	0,0073
20 à 30	16000	0,0108
30 à 40	14000	0,01006
40 à 50	12000	0,0132
50 à 60	10034	0,01814
60 à 70	6325	0,0415
70 à 80	2967	0,095
80 à 90	625	0,222
90 à 100	46	0,34
	98940	

Si l'on compare ces coefficients à ceux donnés page 78, on voit qu'en donnant à la réclamation de M. Guillard une très large satisfaction, le danger de mort n'en reçoit que de légères modifications qui le laissent enfermé dans des limites plus étroites que celles que nous lui avions déjà tracées; et pourtant, après avoir enlevé si rigoureusement au recensement ce petit supplément d'adultes, il faudrait en toute justice lui rendre tous ceux qu'il a omis ; mais ici l'inconnu se dresse devant nous. C'est pourquoi nous avons cru pouvoir *grosso modo*, puisqu'il n'est pas permis de mieux faire, ne point nous occuper de ces étrangers dont la statistique officielle ne parle pas et dont la distribution par âges ne nous est pas fournie, et, jusqu'à démonstration contraire, nous tenons avec M. Quételet les recensements contrôlés et dûment rectifiés comme étant encore les meilleurs guides dans la distribution des âges et la recherche de la mortalité propre à chacun d'eux.

Note IV.

Mouvements mortuaires de la ville de Paris avec distinction des sexes.

(Documents pour l'établissement du tableau de la page 214).

AGES.	PÉRIODE DE 1816-18.				PÉRIODE DE 1850-52.			
	Dénombrem. de 1817, divisé par sexes.		Mortuaire moyenne.		Dénombrem. de 1851.		Mortuaire moyenne.	
	Homm.	Femm.	D'	D''	Homm.	Femm.	D'	D''
0 à 5	24308	24515	3566	3120	36325	37049	4376	4094
5 à 10	22236	23909	414	423	31476	32817	459	469
10 à 15	24461	23739	208	227	34752	34344	185	245
15 à 20	34065	37299	384	369	45891	44121	444	474
20 à 25	35061	38450	511	468	65579	57815	834	747
25 à 30	32520	37363	330	411	67405	64208	689	757
30 à 40	55939	60717	637	858	104143	98186	1114	1234
40 à 50	40761	49761	663	910	74003	69081	1282	1082
50 à ∞	71627	75235	3301	3761	72739	83328	3732	4305

NOTA. — Dans le recensement de 1817, 44,198 ont été recensés en
bloc sans notation d'âge ou de sexe. La division par âges a été faite
par Fourier, un peu arbitrairement sans doute ; mais elle a été faite
par un savant et avec les notes et les souvenirs encore frais de détails
du recensement qui venait d'être effectué ; il n'y a rien à ajouter à ce
travail. Mais Fourier n'a pas cru utile d'essayer du même coup une
division par sexes. M. Carnot, suivant sa coutume, donne ses chiffres
sans hésitation ni explication ; nous ne savons où il les puise ; toujours
est-il que la statistique officielle ne donnant point cette division, il
faut l'entreprendre. Sur ces 44,198 habitants, 20,265 sont des militaires ou des invalides : tous appartiennent donc au sexe masculin ;

restent 23,933, ainsi composés : 3233 prisonniers, 9484 habitant les
hôtels garnis et 11,216 divers (sans autres désignations). Pour leur
qualité d'âge, Fourier compare ce groupe à la population ordinaire.
Nous sommes parti du même principe, et nous avons supposé qu'il
renfermait un nombre égal de chaque sexe. La population des hospices civils a été relevée par âges et par sexes.

FIN.

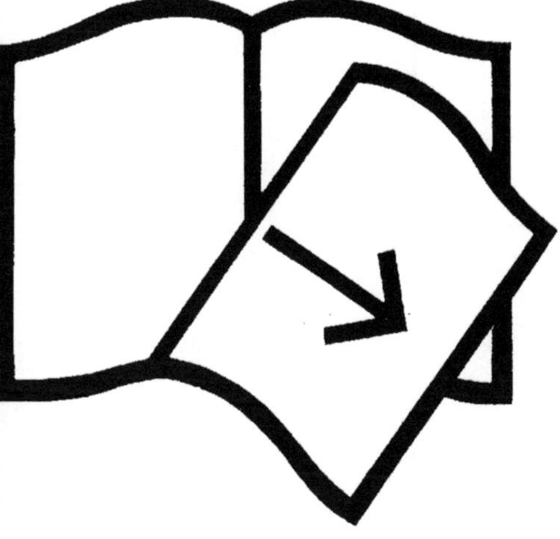

Documents manquants (pages, cahiers...)

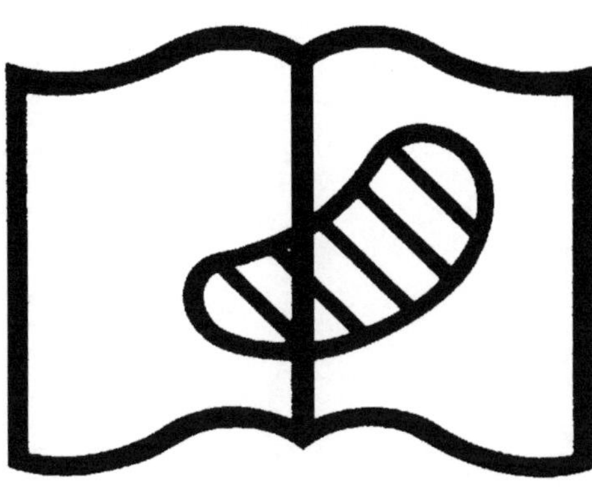

Original illisible

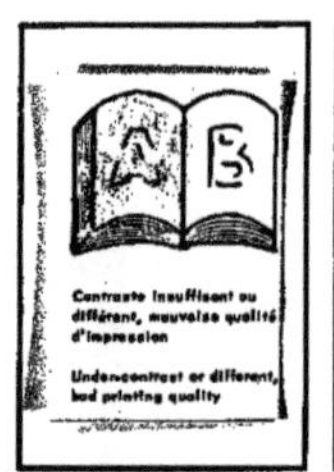
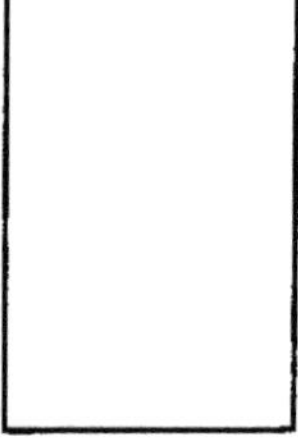
Contraste insuffisant ou
différant, mauvaise qualité
d'impression

Undercontrast or different,
bad printing quality

9 782016 148747